野菜の力

薬剤師
橋本 紀代子

本の泉社

はじめに

私が食べものに関心をもったのは、30年近く前のことです。子どものアトピー性皮膚炎がきっかけでした。除去食療法に取り組み、食べものを変えると、症状は目に見えて改善されました。食べものの大切さを、あらためて実感したものです。

かつて、私たちの食は、野菜・魚・穀物などが中心でした。ところが、食の欧米化や外食の増加で、野菜の摂取量は年々少なくなっています。その結果、肉や脂肪の摂取に比例して、いわゆる生活習慣病も増えています。

食は命の源です。食べるという日々の大切な営み、その積み重ねが、私たちの健康に影響しないはずはありません。

「食べものはくすり」から「野菜の力」へ

漢方には、長い歴史があり、試され済みの効用・効果があります。

私は、これまで培ってきた漢方の知識に加え、ヨーロッパの伝統医学での野菜の働きなどを徹底的に調べ、２００５年に病気・症状別におすすめの野菜・くだものを厳選「食べものはくすり」（本の泉社）という本を出版しました。

この本は、現在も版を重ね、すでに10刷りとなっています。

読んでくださった方々から「野菜が好きになりました」「たくさん野菜を食べるようになりました」とのうれしいお便りもいただきました。

「みんなにも読んでもらいたい」と、結婚式の引き出物・全快祝い・記念品にしてくださった方も少なくなく、感激しきりでした。

日本には、昔から「○○を食べると医者いらず」という言い伝えが多数あります。

確かに野菜を食べていると、病気になりにくく、病気になっても治るのが早いのは事実です。太陽をいっぱいあびた野菜やくだものは、自然の恵みそのもの。身体によいものがたくさん含まれています。

しかも、きれいになる素。そのうえ身体にやさしく、おいしいのですから文句なし。

今回は、そんな「野菜の力」について、まとめました。

もっともっと気軽に野菜やくだものを食べていただきたいと、手軽で、安全で、安いがモットーの「実は簡単！　わが家のとっておきメニュー」もそえてみました。

ぜひお試しください。

本書が、家族揃って囲む笑顔の食卓と健康づくり、日々のくらしの役にたてばこの上ない幸せです。そして、なにより野菜大好きな子どもを育てたいあなたのお手元に届くことをねがっています。

目次

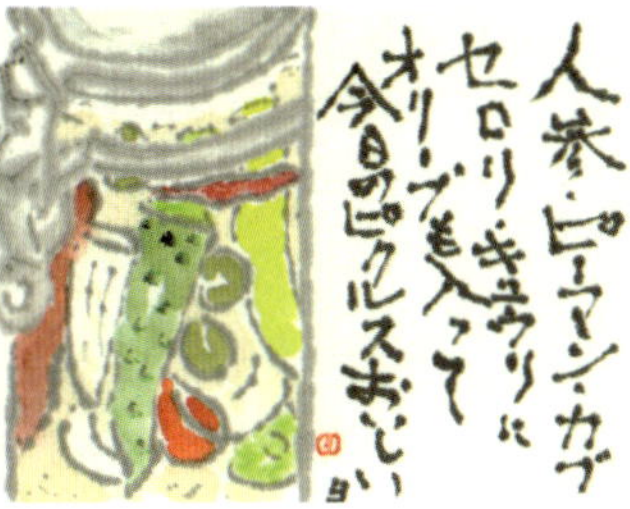
人参・ピーマン・カブ
セロリ・キュウリに
オリーブも入って
今日のピクルスおいしい

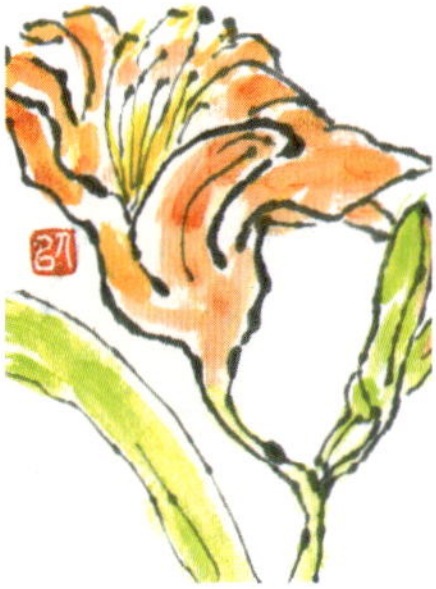

野菜の

ダイコン、カブ

胃腸が疲れたときに

年末年始をはじめ、行事が重なりごちそうで胃がもたれているとき、食べたくなるのが、さっぱりした野菜です。そんなときにおすすめなのは、**ダイコン**、**カブ**です。

ダイコンや**カブ**は、「春の七草」に数えられ、ごちそうでくたびれた胃腸を癒やしてくれる野菜です。

ドイツにも「春の七草」によく似た風習があり、**ダイコン**も用いられます。ドイツは緯度が高いため、冬は保存したソーセージや肉などに頼らなければなりませんでした。身体の中にたまった老廃物を体外に出すため、数週間にわたり春の野草を食べますが、その野草はオオバコ、セイヨウタンポポ、ミツガシワなど、70種類以上にもなります。流通の発達した今でも、春のはじめには、新鮮でビタミンの多い野菜や野草を食べます。

「七草」は7つという意味ではなく、「たくさん」と考えたほうがよいようです。

中国の古い本には、**ダイコン**には「関節の働きをよくする、のどの渇きをいやす、便秘を改善する」などたくさんの働きが書かれています。けれども、どんな成分が関わっているのか、本当のところはまだ謎《なぞ》です。

胸焼けには、生の**ダイコン**や**ダイコン**の葉を噛むだけでも効き目が実感できます。

■焼き魚や焼き肉に**ダイコン**おろしをそえるのは、**ダイコン**が肉や魚の味を引き立て、身体の熱を冷まし、中毒を防ぐという昔からの知恵です。

■**ダイコン**のしぼり汁（ジュース）を冷やして飲むのは、ドイツ流の肝臓・胆のうの薬です。100~150ミリリットルを1日何回かに分けて飲みます。

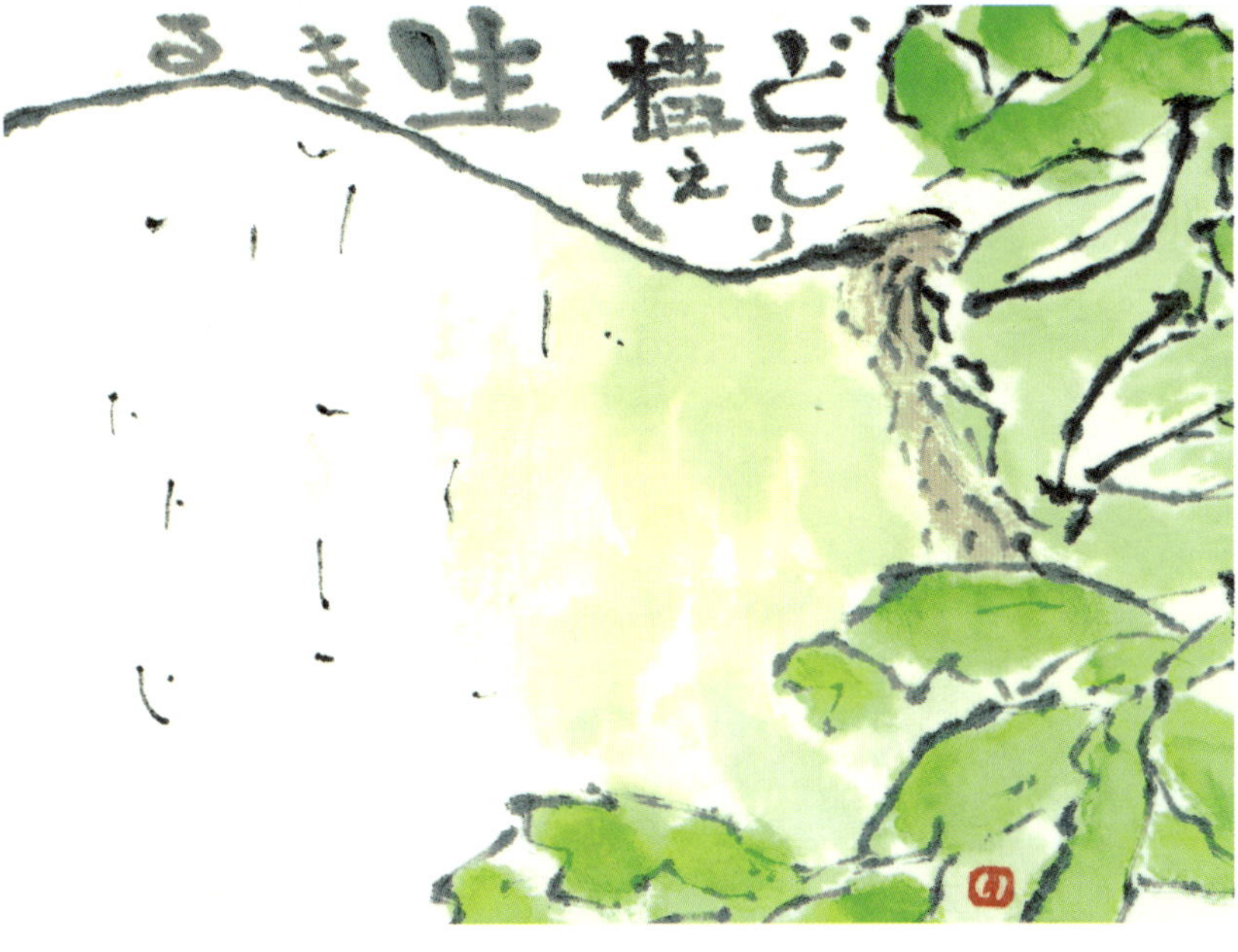

せきが出るときには、輪切りにしたダイコンにハチミツをのせ、出てくる汁をスプーン1杯そのままあるいはお湯に溶かして飲みます。ダイコンおろしにハチミツや水あめを加え、熱湯を注いで飲んでもよいでしょう。

■**ダイコン**や**カブ**を煮込んだ料理は、丈夫な身体をつくる滋養強壮剤です。ブリ、サケ、アジ、豚肉などと煮て、和風、洋風の煮物に。コクがあっておいしく、ポカポカ温まり、身体の中から元気がわいてきます。

■**ダイコン**や**カブ**の葉は、即席漬けでいただきましょう。また、**ダイコン**や**カブ**の葉を刻んでゴマ油でいため、チリメンジャコなどを入れ、めんつゆなどで甘辛く味つけすると、おかずになります。

■紅白なますは作り置きができるので、常備菜になります。**ダイコン**とニンジンをせん切りにします。せん切りスライサーを使うと、あっという間にできます。塩をまぶして10分ほど置き、水分をよくしぼり、甘酢で味をつけます。市販の甘酢を用いれば手間もいりません。そのまま食べればなますですが、好みの量のゴマ油といりゴマを指でつぶしながらふりかけると、紅白ナムルになります。

ちなみに中国の薬物書では、**ダイコン**を「蔬菜（そさい＝野菜・青物）の中で最も利益あるもの」とベタほめです。

ユズダイコン

●材料

ダイコン……………1/2本
ユズ…………………小1個
塩…………………小さじ2
甘酢〈砂糖大さじ2　酢大さじ3
ユズをしぼった汁大さじ1　ユズの皮半個分
タカノツメ1本（タネを除いて刻む）〉

エネルギー（kcal）　15
塩分（g）　0.6
備　考　1/10量として

●作り方

1、ダイコンは皮をむき、1センチ角、長さ5センチの拍子切りにする
ボウルに入れ、塩をまぶし、重し（※）をして、2、3時間ほどおく
2、ユズの皮をせん切りにする
3、水分を切った1、2に甘酢を加えて混ぜ、1日置いてなじませる
※わが家では、同じ大きさのボウルを重ね、上のボウルに水を入れています

ダイコン●主な栄養成分
根：ビタミンC、ジアスターゼ、カタラーゼ、オキシダーゼ
葉：カルシウム、カロテン、ビタミンC
エネルギー
根：18kcal/100g
葉：25kcal/100g
☆ダイコンをすりおろすと、細胞が壊れ辛味成分のイソチオシアネートができる

ネギ、ショウガ

風邪かなと思ったら

冷え込んで、空気が乾燥している季節は、風邪やインフルエンザ予防のマスク、うがい、手洗いが欠かせません。

もし、風邪にかかってしまったら、薬を飲んで安静にが第一です。そして、さらに、さまざまな手当てで自らの治る力を助けてみてはいかがでしょうか?

ネギの白い部分は、葱白《そうはく》という名前で漢方薬に用いられます。漢方の本には、「ひどい風邪で骨や筋肉がくだけそうに痛いときや、扁桃腺《へんとうせん》が腫れてのどがふさがった状態に」**ネギ**が効くと書かれています。

私が小さいころ、のどが腫れて痛いとき、母は縦わりにした**ネギ**をしんなりするまで焼いて、布にくるんで首に巻いてくれました。

■風邪の引きはじめには、ネギみそスープを飲みましょう。身体が温まり、気持ち良く発汗し、せきや痰《たん》にも効果があります。漢方薬や新薬の風邪薬を飲むときも、ネギや**ショウガ**など薬味いっぱいの熱いうどん、雑炊などをすすれば、薬の効果が高まります。

風邪予防には、納豆に刻みネギをそえましょう。

■ぞくぞくっと寒気がし、「風邪かな?」と思ったら、ショウガ湯はいかがでしょうか? すりおろした**ショウガ**に黒砂糖やハチミツなどを加えて甘みを調節し、熱湯を注いで飲みます。身体を温め、発汗・解熱を促《うなが》し、せきや痰《たん》にも効果があります。

ショウガ汁に紅茶を注いで飲むショウガ紅茶は、さまざまな国で風邪の引きはじめに用いられるホットドリンクです。黒砂糖で

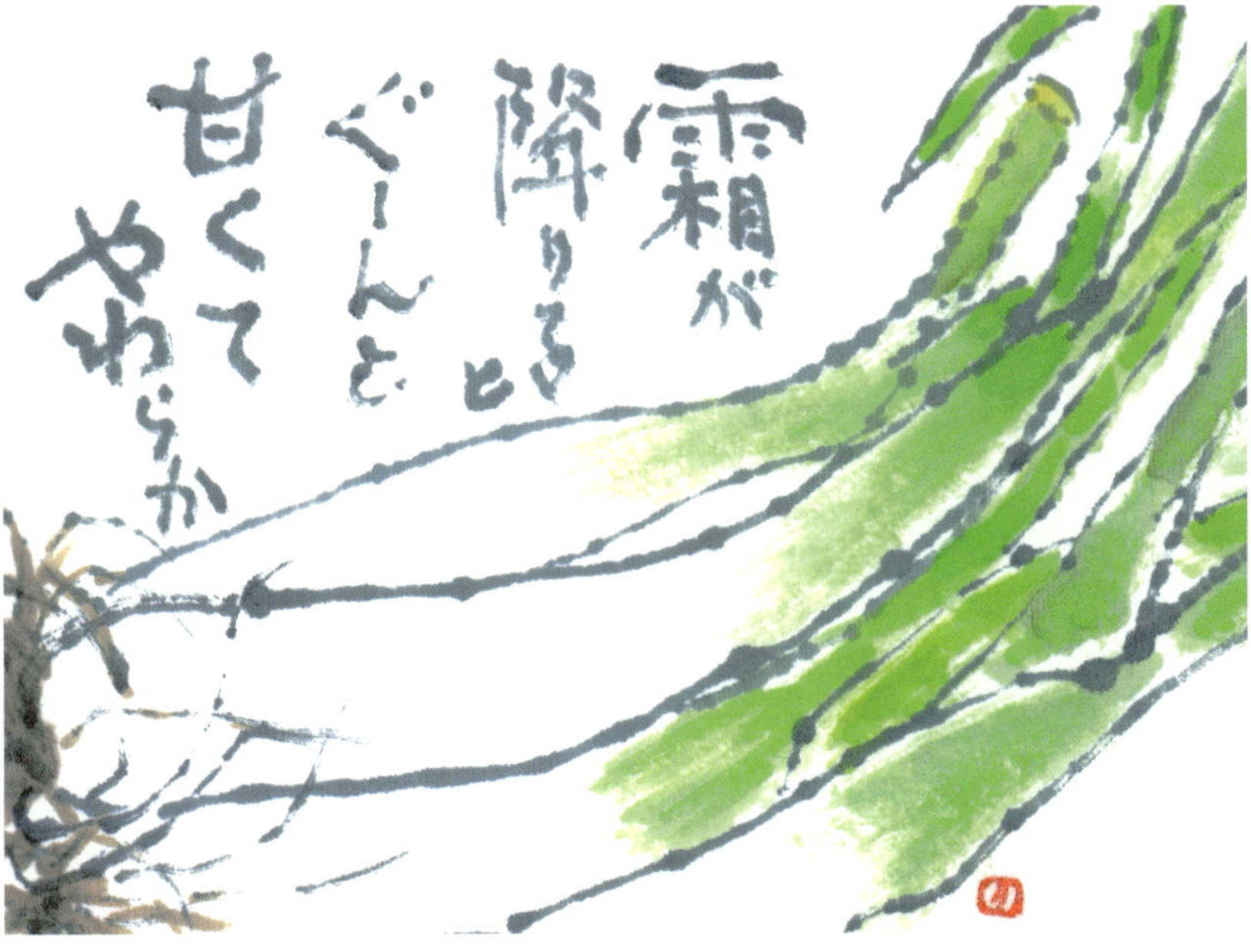

好みの甘みをつけます。

ショウガの働きで、私がいつも感心するのは、吐き気を止める効果です。**ショウガ**は乗り物酔いに用いられているほどです。私はいつもショウガの粉末を持ち歩いています。船やバスに乗る30分ほど前に、0・5グラムほどをのみます。これで乗り物酔いから解放されました。

外国では、クルーズ客船などに、ショウガのサプリメントがさりげなく置いてあるそうです。

風邪の初期の吐き気にはショウガ湯をおすすめします。食欲もでてきます。

また、**ショウガ**は、頭痛や関節の痛みにも有効で、ネギとともに「風邪退治の妙薬」です。

熟した**ミカン**の皮を乾燥させた陳皮《ちんぴ》は、多くの漢方薬に配合されています。乾燥させるのは流通に便利だからで、新鮮なもののほうが精油は多く含まれます。無農薬で新鮮な皮を刻んで湯のみに入れ、砂糖かハチミツを好みで加え、熱湯を注いで10分ほど置いてから飲みます。せきを止めるほか、気のめぐりや胃腸の働きを改善する働きがあります。

そのほか、せきや痰《たん》には、レンコン湯、大根飴《あめ》なども用います。

熱が高いときの「豆腐湿布（豆腐パスタ）」、おなかが冷えるときの「コンニャク湿布」など昔からのさまざまな手当てが伝わっています。

ネギ入りオムレツ

●材料（２人分）

長ネギ……………………………… １本
卵………………………………… ３個
ダイコン…………………………… 適量
塩…………………………… ひとつまみ
常温で溶かしたバター大さじ１（12㌘位）
コショウ …………………………少々
油 …………………………………少々
ポン酢・ユズ胡椒 …………………適量

（１人分）
エネルギー（kcal）　208
塩分（g）　1.3

●作り方

1、長ネギはみじん切りにする
2、ダイコンはおろす
3、卵を割り、塩・コショウを入れほぐし、バターを切るように混ぜ、**1**を混ぜる
4、強火でフライパンを熱し、油をしき、**3**を流し、フライパンを動かしながらかき混ぜ、オムレツのかたちにととのえ、盛りつけ、**2**をのせる
5、市販のポン酢にユズ胡椒を混ぜ、**4**にかける

ネギ●主な栄養成分
葉酸、ビタミンK、C、食物繊維
エネルギー　28kcal/100g
☆香りの成分はアリシン（硫化アリルの１種）。ビタミンB_1の吸収を助け、血行促進、血栓予防、疲労回復などの働きがある

ショウガ●主な栄養成分
カリウム、マグネシウム、マンガン
エネルギー　30kcal/100g
☆辛味成分　ジンゲロール　ショウガオール
☆香りの成分　ジンギベレン　シトロネラール

ゴボウ、リンゴ

おなかが張るときに

おなかの張りや便秘。人知れず悩んでいませんか？　原因の一つは、腸内にすみつく悪玉菌です。腸内では、おなかをすっきりさせ、ダイエットや美肌にもつながる善玉菌も働いています。この善玉菌を増やしているのが食物繊維です。

ゴボウは食物繊維が豊富です。便通を改善するほか、体内のコレステロール値を低下させる、発がん物質を早く体外に出す、などの働きがあります。のどの腫れや、おできにも効果があり、水分代謝も改善します。

ゴボウには、フラクトオリゴ糖の一種であるイヌリンが含まれています。肥満予防、食後の血糖上昇をおさえる効果、利尿作用などがわかってきました。中国では、１５００年も前から、糖尿病を治す効果があると記録されています。こまめに毎日食べたい根菜ですね。

ゴボウの表皮の近くには有用な物質が多く含まれます。新しい**ゴボウ**の皮はタワシなどで洗うだけにしましょう。

リンゴも食物繊維が豊富です。**リンゴ**に含まれるペクチンという食物繊維は、乳酸菌などの善玉菌をふやし、便秘にも下痢にも効果があります。**リンゴ**が「天然の整腸剤」と呼ばれるゆえんです。**リンゴ**を食べると、肌の色つやがよくなり、老化も進みにくくなります。すりおろしの**リンゴ**を便秘や下痢のときに食べる民間療法は、ドイツなどでも行われています。

漢方の本を見ると「下痢が止まらないときに**リンゴ**を煎《せん》じて汁を飲み、その**リンゴ**も食べる」と書いてあります。おいしい**リンゴ**が出回る時期には、しっかりと味わいたいもの

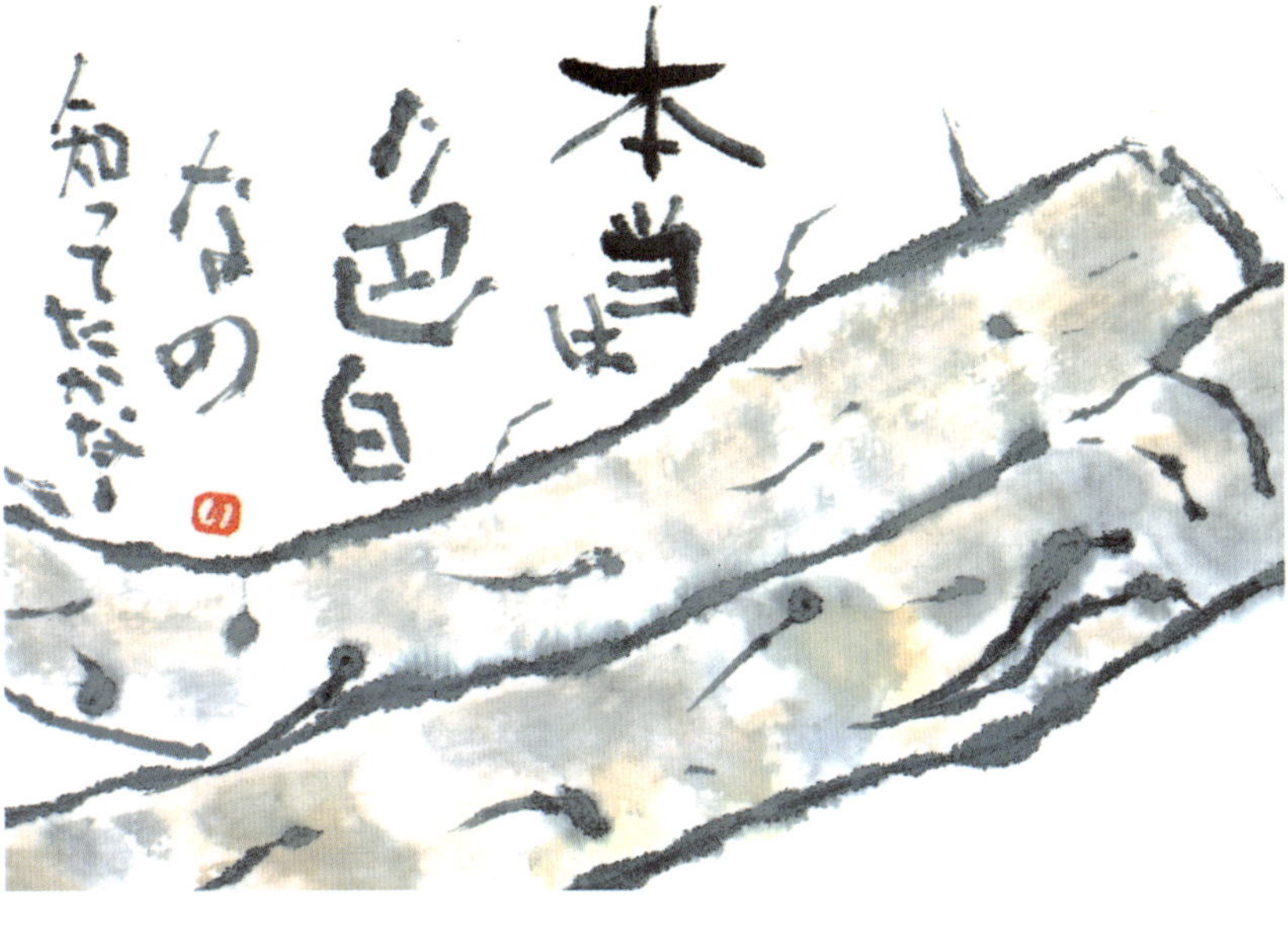

です。

■**コンニャク**は、腸掃除の妙薬。「砂下ろし」「砂払い」とも呼ばれます。食物繊維のグルコマンナンが含まれており、それが腸の中で水分を吸収してふくらむため、便通がよくなります。超低カロリー食品であり、コレステロール値を下げる、発がん物質を早く体外に出すなどの働きがあるといわれます。おさしみコンニャクは、ユズみそでいただきましょう。

■**ウイキョウ**（茴香）の果実は、ハーブではフェンネルと呼ばれます。漢方薬を扱う薬局やハーブのお店で手に入ります。ティーポットに茶さじ1杯を入れて、熱湯を注ぎ、10分くらい待ちます。おなかの張りに特効があるハーブティーです。

セロリに似たフェンネルの茎はヨーロッパではとてもポピュラーな野菜です。おもに、スープに用いられます。

「ところ変われば」ですね。

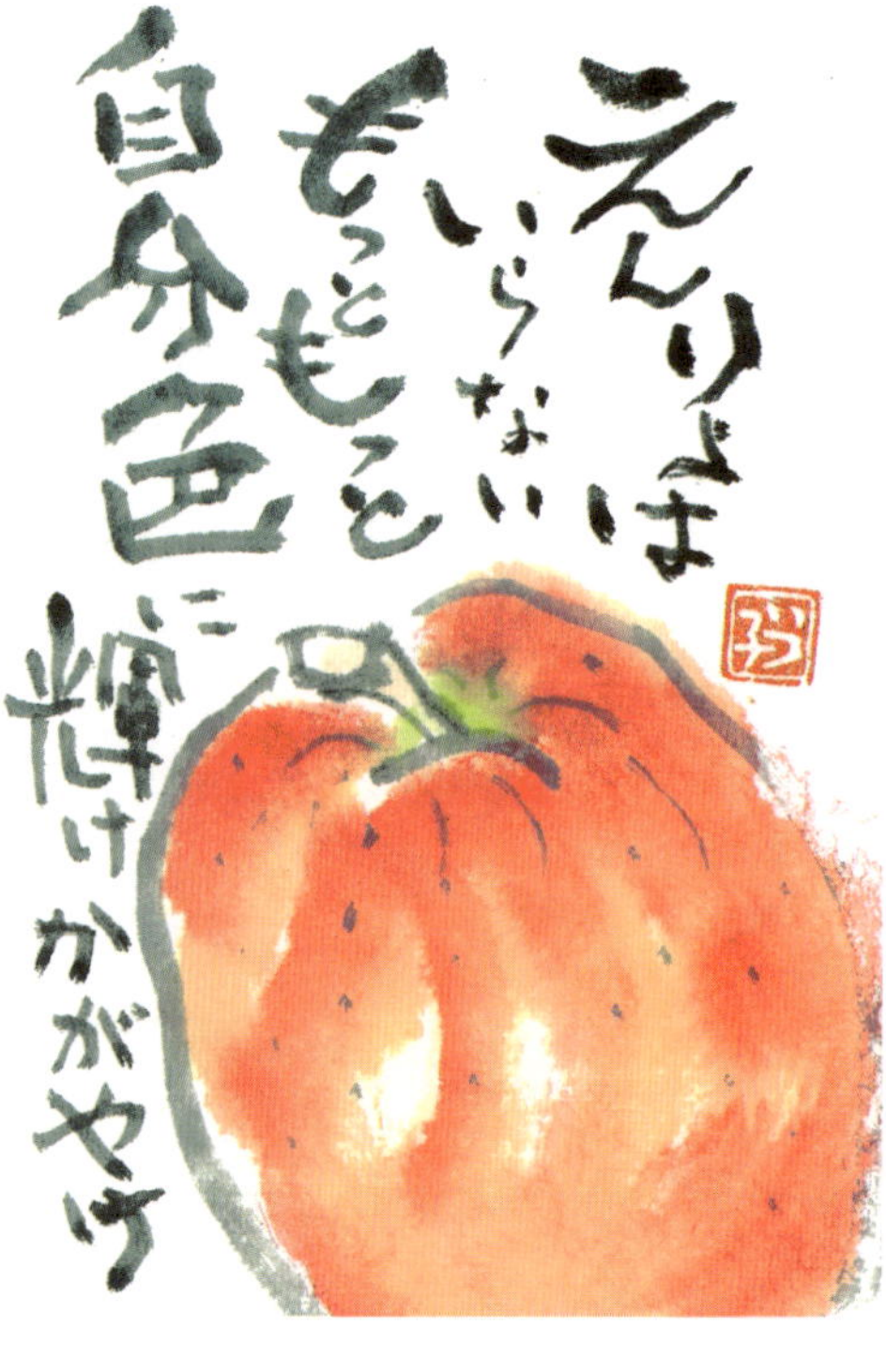
えんりょは
いらない
もっともっと
自分色に
輝けかがやけ

牛肉のしぐれ煮

●材料（２人分）

牛肉（切り落とし）… 150グラム
ゴボウ…小さめ１本（150グラム）
コンニャク……… 小さめ１枚
ショウガ……………… １かけ
Ａ（砂糖大さじ 1/2、しょうゆ
大さじ２、酒大さじ２、みりん大さじ２）

（１人分）
エネルギー（kcal）　325
塩分（g）　2.8

●作り方

1、 水２カップに、ななめ輪切りにしたゴボウを入れ、透きとおるまで煮る

2、 コンニャクは一口大にちぎり、ゆでこぼす。**1** にコンニャク、牛肉、ショウガのせん切りを入れ、さらに煮る

3、 肉の色が変わったら、Ａを入れ、汁がなくなるまでよく煮込む

※肉の量は減らしたり、豚肉と牛肉、半々にしてもよい。最初にゴマ油でゴボウをいためてから煮てもよい

ゴボウ●主な栄養成分
葉酸、カリウム、マグネシウム、食物繊維
エネルギー　65kcal/100g
☆不溶性食物繊維のリグニンを含む
☆水溶性食物繊維のイヌリンを含む
☆抗酸化作用のあるポリフェノールが多い

リンゴ●主な栄養成分
カリウム、カルシウム、鉄、ビタミンＣ、食物繊維、クエン酸、リンゴ酸
エネルギー　54kcal/100g
☆不溶性食物繊維のレグナン、セルロースを含む
☆水溶性食物繊維のペクチンを含む
☆抗酸化作用のあるポリフェノールが多い

タマネギ、セロリ

不眠、イライラに

寝つきが悪い、途中で目が覚める、朝早く目覚める、悪い夢をみるなど、睡眠の悩みはとても多いものです。また、怒りっぽい、イライラするという症状もつらいもの。睡眠の悩みやイライラするときにおすすめなのは、**タマネギ**、**セロリ**です。

タマネギには硫化アリルなどの揮発物質が豊富です。硫化アリルが鼻から吸収されると、気持ちが落ち着き、イライラが解消され、眠りにつきやすくなります。

硫化アリルは熱に弱く、水に溶けやすいので、加熱したり、水にさらしたりすると、この働きは弱まります。

■**タマネギ**は、なるべく生でいただきましょう。スライスし、和風ドレッシングやおかかとしょうゆで食べると、おかずにもなります。生のタマネギが合わないかたは、生にこだわる必要はありません。

春になると新タマネギが出回ります。みずみずしく、においも味もおだやかで、癒やし系の野菜だと感じます。

刻んだ**タマネギ**をお皿にのせ、枕もとに置いて寝る方法もあります。ネギにも同様の効果がありますから、お好きなほうを用いてください。

■スライスしたニンニクを油でいため、食べよい大きさに切ったタマネギと、もどした干しシイタケをいっしょにいためます。シイタケのもどし汁を加え、沸騰したら砂糖としょうゆを好みの量入れます。もどした春雨を入れて2~3分煮て、汁がなくなったらできあがりです。小口切りの万能ネギをのせましょう。

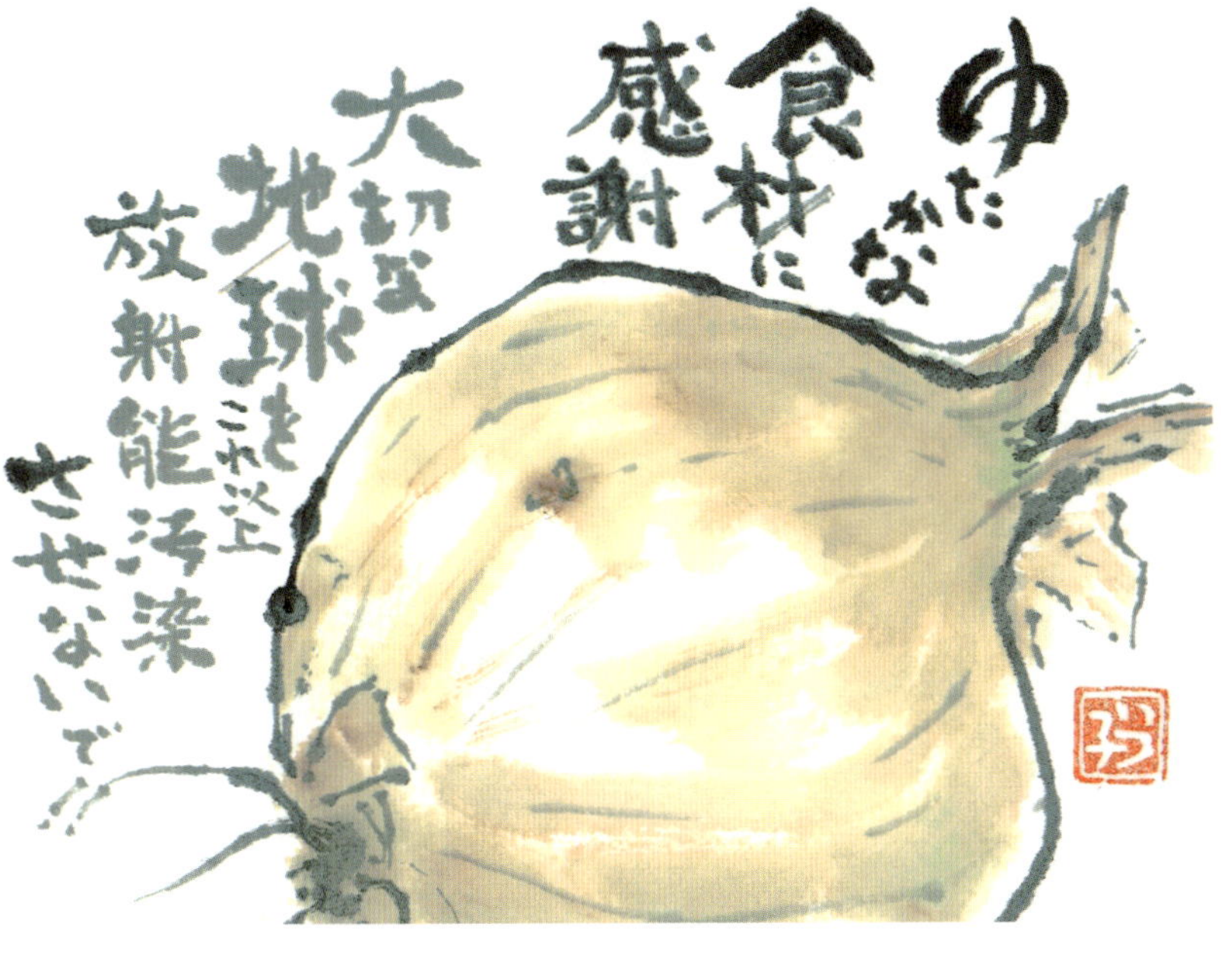
ゆたかな
食材に
感謝
大切な
地球を
これ以上
放射能汚染
させないで

■セロリにも鎮静作用があり、ストレスによるイライラ、不安感、不眠、頭痛などに効果があるといわれます。スーパーで、セロリの大きな株を見つけました。こんなときは、スープやいため物にしてたくさん食べようと思います。

■セロリ酒にして飲むと、食欲増進、疲労回復の効果があり、不眠症にも用いられます。セロリ酒は、セロリ３００グラムを焼酎1リットルと氷砂糖50グラム（好みで）に漬けて作ります。

■おかゆにセロリを入れて炊くと、香り豊かな健胃剤になります。冷えでお悩みの方は豚肉や鶏肉といっしょにスープに煮込んで食べましょう。

■入浴剤にも、最適です。セロリの筋や節の部分は、袋に入れてお風呂に浮かべましょう。香りが心地よい眠気を誘います。

■心を落ち着かせる野菜には、その他、シソ、レタス、ユズなどのかんきつ類、レンコンなどがあります。毎年、夏に作るシソジュース。赤ジソを惜しげもなく使うぜいたくな飲み物です。レタスにもイライラを防ぎ、よく眠れるような働きがありますから、サラダやジュースにし、夕食時に用いたいものです。

うつ病などの症状で眠れない場合もありますから、眠れない日が続くときは、早めに受診しましょう。また、コーヒー、紅茶などカフェインの入った飲み物は睡眠に影響しますので、眠れないときは飲み物にも気をつけたほうがよいようです。

セロリとタマネギのきんぴら

●材料（2人分）

セロリ………………… 1本
タマネギ………… 1/2個
タカノツメ………… 1本
ゴマ油……… 大さじ1/2
砂糖………… 大さじ1/2
しょうゆ……… 大さじ1

（1人分）	
エネルギー（kcal）	84
塩分（g）	1.4

●作り方

1、セロリの筋を取り、茎は長さ4センチぐらいのせん切り、葉はざく切りにする。タマネギはうす切り。タカノツメはタネを取り、斜め切りにする

2、フライパンで、ゴマ油を熱し、タカノツメとセロリの茎を強火でいためる

3、やや火が通ったら、タマネギを入れて少しいため、砂糖、しょうゆを入れ、いためる

4、セロリの葉を混ぜて、すぐ火を止める

※生でも食べられるので、いためすぎに注意。タカノツメのかわりに、最後に一味トウガラシをふりかけてもよい。常備菜にするときは、しょうゆ、砂糖の量を多めに

セロリ●主な栄養成分
カリウム、カルシウム、カロテン、ビタミンB_1、B_2、葉酸、ビタミンC、食物繊維
エネルギー　15kcal/100g
☆香りの成分であるアピインはイライラを抑える。また、ピラジンは血栓を防ぐ
☆抗酸化作用のあるフラボノイドを含む

タマネギ●主な栄養成分
カリウム、カルシウム、ビタミンB_1、B_6、C、食物繊維
エネルギー　37kcal/100g
☆香りの成分はアリシンなどの硫化アリル。ビタミンB_1の吸収を助け、血行促進、血栓予防、疲労回復などの働きがある
☆コレステロールの上昇をおさえるポリフェノールを含む

ダイズ、キノコ

古来、長寿の薬として

若さって何で測ると思いますか？　しわ？　シミ？

私は、だ液がしっかり出ているかどうかだと思っています。だ液が出ることは、さまざまな分泌液が出るということで、免疫力の目安になります。免疫力が高いと、がんになりにくい、細菌やウイルスに負けない、老化を防ぐなどの効果があります。

まごわやさしいの品目をあげてください。

まごわやさしい（豆、ゴマなどの種子、ワカメなどの海藻、野菜、魚、シイタケなどの**キノコ**、イモ）を食べると、よくかむことになり、だ液を出し、免疫力を高めます。また、食材自体の中に老化を防止する成分を含みます。

ところで、**ダイズ**の効用をご存知ですか？

■**ダイズ**は老化防止に役立つ食材です。認知症の予防効果が期待されています。脳内の神経伝達物質アセチルコリンが不足すると、物忘れがひどくなったり、アルツハイマー型の認知症になりやすいといわれます。**ダイズ**などに含まれるレシチンはアセチルコリンの原料になります。中国の古い記録にも、**ダイズ**を脳出血の後遺症の言語障害に用いると書かれています。**ダイズ**には、老化現象による耳鳴りや精力減退、夜間頻尿などを改善する働きもあり、いり豆を時々かじるのも老化防止になります。

また、枝豆には、血管の老化を防ぐ葉酸などのビタミンが多く含まれています。その他、**ダイズ**には血糖値を低下させるホルモンであるインスリンの分泌をよくする働き、コレステロールを下げる働きがあることなどもわかっています。

昔から民間療法では、**キノコ**類は不老長寿の薬として扱われてきました。シイタケ、ナメコ、エノキダケ、シメジ、マイタケ、エリンギなど、今では簡単に手

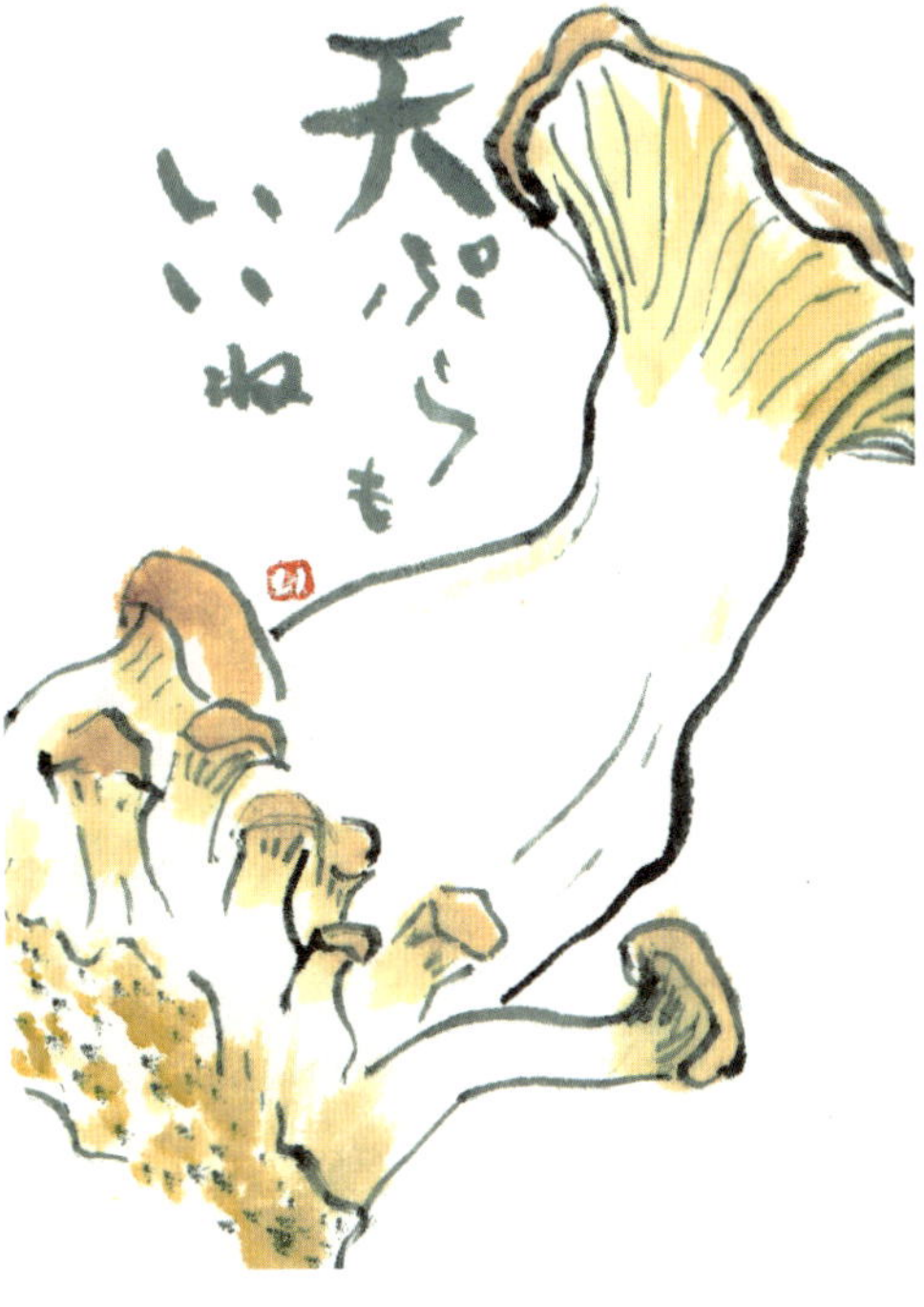

に入ります。中でも干しシイタケは、保存がきくので、常備すると便利です。日光に当てた干しシイタケはビタミンD_2の宝庫で、老化現象である骨粗しょう症などの予防に役立ちます。

最近は、マイタケの、新型インフルエンザに対する予防効果も話題になりました。マイタケ抽出物の抗がん剤の副作用を軽くする働きなども、報告されています。

■透明な容器に、500ミリリットルの水、干しシイタケ1枚、コンブ3センチ角を入れて「簡単だし」を作り、いつでも使えるようにしてはいかがでしょうか？　ひと晩おけば使用可能です。冷蔵庫に保管し、2、3日で使い切ります。

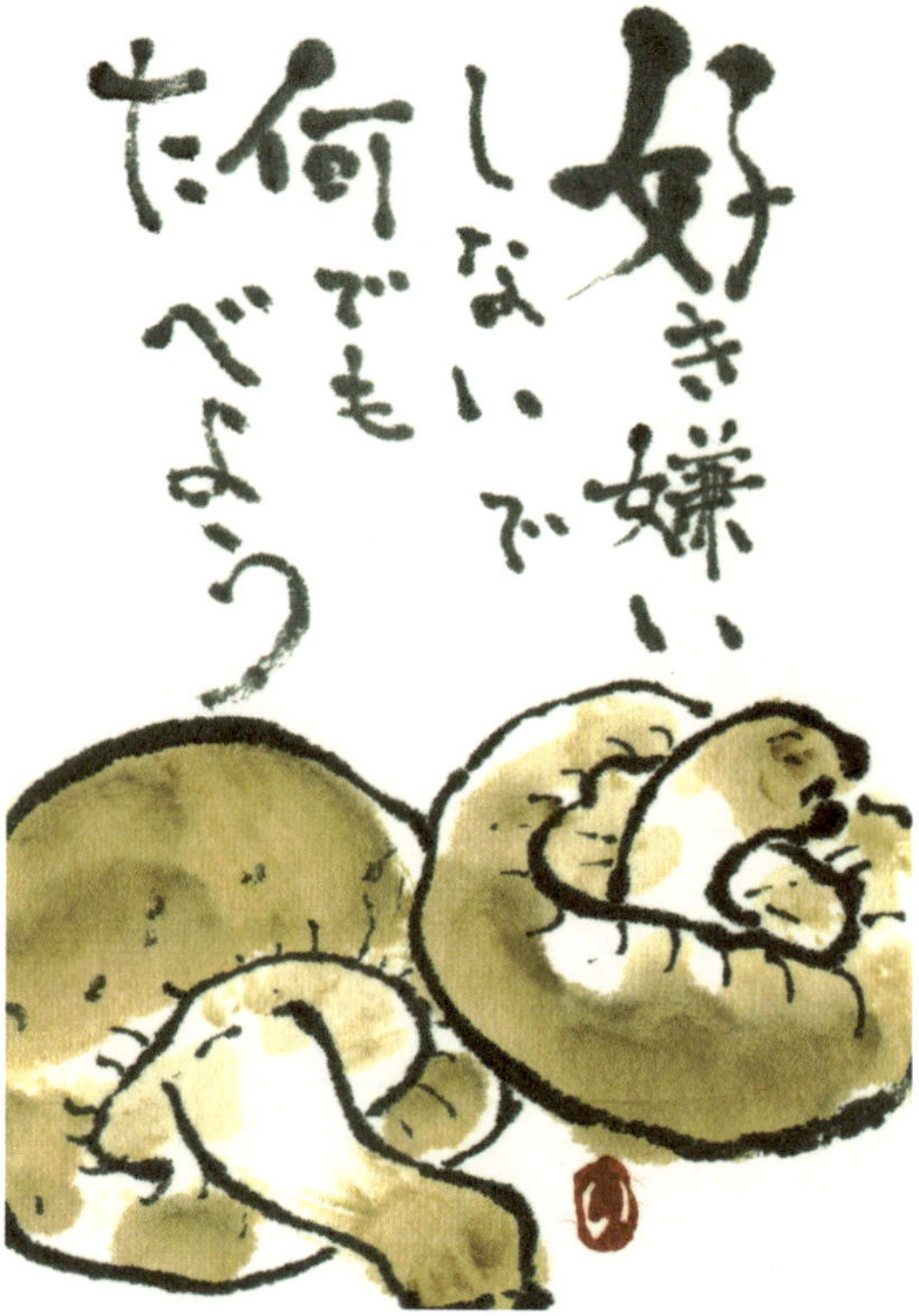

■肉厚の生のシイタケは、網焼きしたあと、レモン汁かしょうゆを少したらして食べるのが、私は好きです。なんともいえない香ばしさと食感、「おいしい」の一言です。

豆腐のステーキ

●材料（2人分）

豆腐…………………………………… 1丁
万能ネギ（小ネギ）…………… 1/3わ
油………………………………… 大さじ1
おかか（削り節）1パック（3～5グラム）
しょうゆ…………………… 大さじ1弱

●作り方

1、豆腐は軽く水切り、横に厚さ1.5センチ（切りもちのような形）に切り、ふきんなどで水分をふく。万能ネギは5ミリくらいの小口切り

2、フライパンに油を入れ、豆腐の両面を焼く

3、豆腐の上にネギをのせ、その上におかかをのせ、しょうゆをかける

4、ふたをして、中火か弱火で蒸すように焼く

※ネギは長ネギでもよい。豆腐に片栗粉をまぶし、油で焼いてもよい

（1人分）
エネルギー（kcal）　178
塩分（g）　1.2

ダイズ（全粒・乾燥）●主な栄養成分
たんぱく質、カリウム、カルシウム、ビタミンE、ビタミンB_1、食物繊維
エネルギー　417kcal/100g
☆ダイズレシチンはコレステロールの上昇を抑える
☆抗酸化作用があるサポニンを含む
☆イソフラボンは、更年期障害や骨粗しょう症を改善

レンコン

花粉症対策でも注目

公民館などで「食べものはくすり」のお話をすることがあります。

「レンコンの穴はいくつあるでしょう?」と質問すると、「9」「15」「20」など大きな声で答えてくださいます。

真ん中に1つとまわりに大小9個の穴があることが多いです。なぜ10個なのか、私にはわかりません。今度レンコンを召し上がるときによく観察してみてくださいね。

レンコンは、ハスの地下茎です。「先が見通せる」から縁起がよいと、おせち料理には欠かせません。

レンコンには、血管を丈夫にする、出血を防止するなどの働きがあります。古い漢方の本には、落馬して、血が止まらないときに、**レンコン**の粉を服用して止血したことが書かれています。今では、止血に**レンコン**を用いることはありませんが、普段から食事に取り入れて、丈夫な血管にしたいものです。
レンコンは、滋養強壮の妙薬でもあります。ネバネバの素であるムチンや、アスパラギン酸などのアミノ酸類、タンニン、ビタミンCなどがいっしょになって働き、強壮作用が強くなり、疲労回復の働きがあります。

■風邪などの病後、疲れて体力が落ちたときには、**レンコン**入りのおかゆや炊き込みごはんがおすすめです。
身体に抵抗力がつき、元気が出る薬膳《やくぜん》料理です。

カリウムが豊富に含まれているので利尿作用があり、心臓の働きがよくなり、高血圧や脳卒中の予防になります。神経の興奮をしずめる働きもあります。

豊富なビタミンCが、シミやソバカスを防止し、若々しい肌を作ります。**レンコン**の

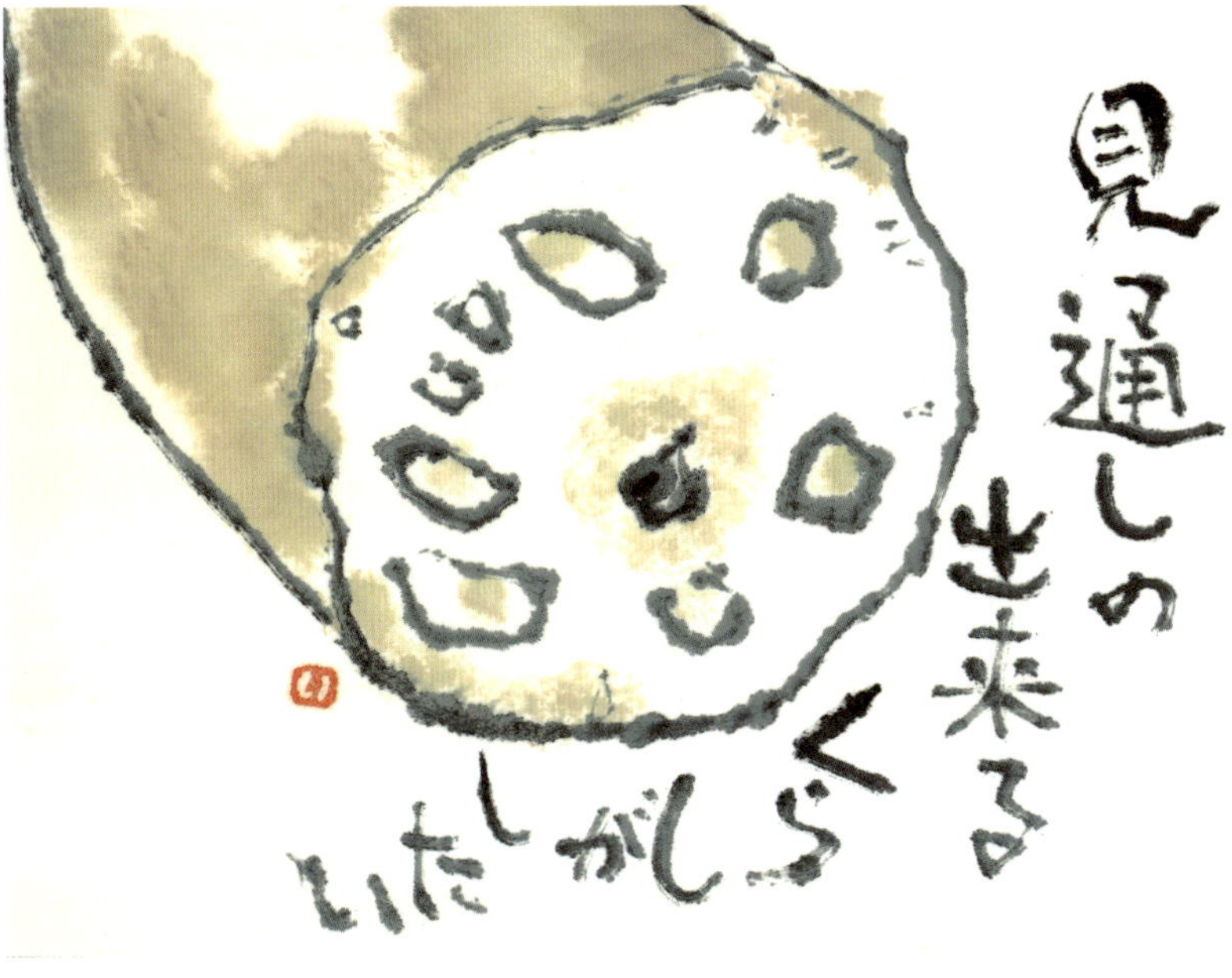

ビタミンCは、デンプンに守られているので、加熱しても損失が少ないのが特徴です。食物繊維が多いため便通が改善し、さらに美容によいというわけです。

■風邪のせきや痰《たん》にはレンコン湯を用います。

レンコン湯は、**レンコン**のしぼり汁30ミリリットルにショウガのおろし汁を1～2滴加え、ハチミツ、しょうゆ、塩などで好みの味をつけ、クズ粉小さじ1杯強を入れ、よく練り、１５０ミリリットルの熱湯をそそぎ、手早く透明になるまでかき混ぜます。1日2回くらい飲みます。以前、本で紹介したところ、喘息《ぜんそく》の発作に効いたというお便りもいただきました。

■多様な楽しみ方

最近は、アレルギー症状をやわらげるポリフェノール類が多いことから「花粉症には**レンコン**を」と注目されています。酢バスや煮物、揚げ物など調理方法も多様で、季節を問わず召し上がっていただきたい野菜です。キンピラにする場合、イチョウ切り、繊維にそって切る、たたくなど切り方によって食感も、味のしみ方も異なり、楽しめます。

レンコンの穴のあたりの黒ずみは汚れではありません。

鮮度が落ちている証拠なので、黒ずみの少ない新鮮なものを選びましょう。保存は、しっかりラップをして冷蔵庫に。

レンコンチヂミ

●材料（２人分）

レンコン……　100グラム（およそ 1/2 節）
大和イモ…　レンコンの 2/3 ぐらいの量
生シイタケ…………………………　１枚
ニンジン…………………………　3センチ
長ネギ……………………………　10センチ
卵……………………………………　１個
油…………………………………　小さじ１
たれ（しょうゆ小さじ２、酢・白ゴマ・ネギみじん切り・ハチミツ各小さじ１、ラー油少々）

（１人分）
エネルギー（kcal）　145
塩分（g）　1.0

●作り方

1、レンコンの皮をむき、２ミリ厚さのスライスを４枚作る
2、残りのレンコンは、半分はすりおろし、半分はみじん切りにする
3、大和イモはすりおろす
ニンジン、生シイタケはみじん切り
4、長ネギはみじん切りにし、小さじ１はたれ用に
5、ボウルに**234**と卵を入れてよく混ぜる
6、フライパンを加熱し、油をしき、**5**を入れて薄く広げ、上に**1**のレンコンをのせ、ふたをしてじっくり焼く。半分ぐらいに火が通ったら、ひっくり返して焼く。レンコンを見せるように盛りつける
※たれは市販のソース、マヨネーズでも。大和イモのかわりにナガイモでもよい。その場合はかたくり粉を加えて硬さを調整

レンコン●主な栄養成分
炭水化物、カリウム、鉄、銅、ビタミン B_1、B_2、C、食物繊維
エネルギー　66kcal/100g
☆ムチンは糸を引くねばり成分（胃粘膜の保護）
☆タンニンなどのポリフェノールは、止血、消炎作用

コマツナ、ホウレンソウ

貧血や歯周病予防に

冬においしくなる緑の野菜。**コマツナ**と**ホウレンソウ**には、たくさんのカロテンの仲間（カロテノイド）が含まれています。

カロテノイドは、赤、だいだい、黄色など色の濃い色素で、がん予防効果があることが、実験や調査で明らかになっています。また、色の違う野菜を組み合わせて食べると、がん予防効果がさらに高まります。

さまざまな野菜やくだものといっしょに食べるのがいいんですね。

■**コマツナ**の原産地は日本です。江戸時代から現在の東京都江戸川区あたりの特産品でした。今では全国に広がり、いくつかの系統が生まれています。

コマツナはビタミンCが豊富です。カルシウムも大変多く、骨を丈夫にし、神経の興奮状態をしずめ、イライラを予防します。豊富な鉄分は、貧血予防に役立ちます。利尿作用もありますから、イライラして血圧が上がる人に適しています。

■**コマツナ**は、歯や歯茎の健康にとてもよい野菜です。歯周病になりやすい方は、**コマツナ**料理や**コマツナ**ジュースで体質を改善しましょう。**コマツナ**ジュースは、1日200~300グラムの**コマツナ**をよく洗い、ジューサーあるいはミキサーにかけて、作ります。体格のがっちりした方、体力のある方に向いている青汁です。飲みにくい場合は、レモンやリンゴを加えて、味をととのえてもよいでしょう。

■アクが少ないので下ゆでする必要がありま

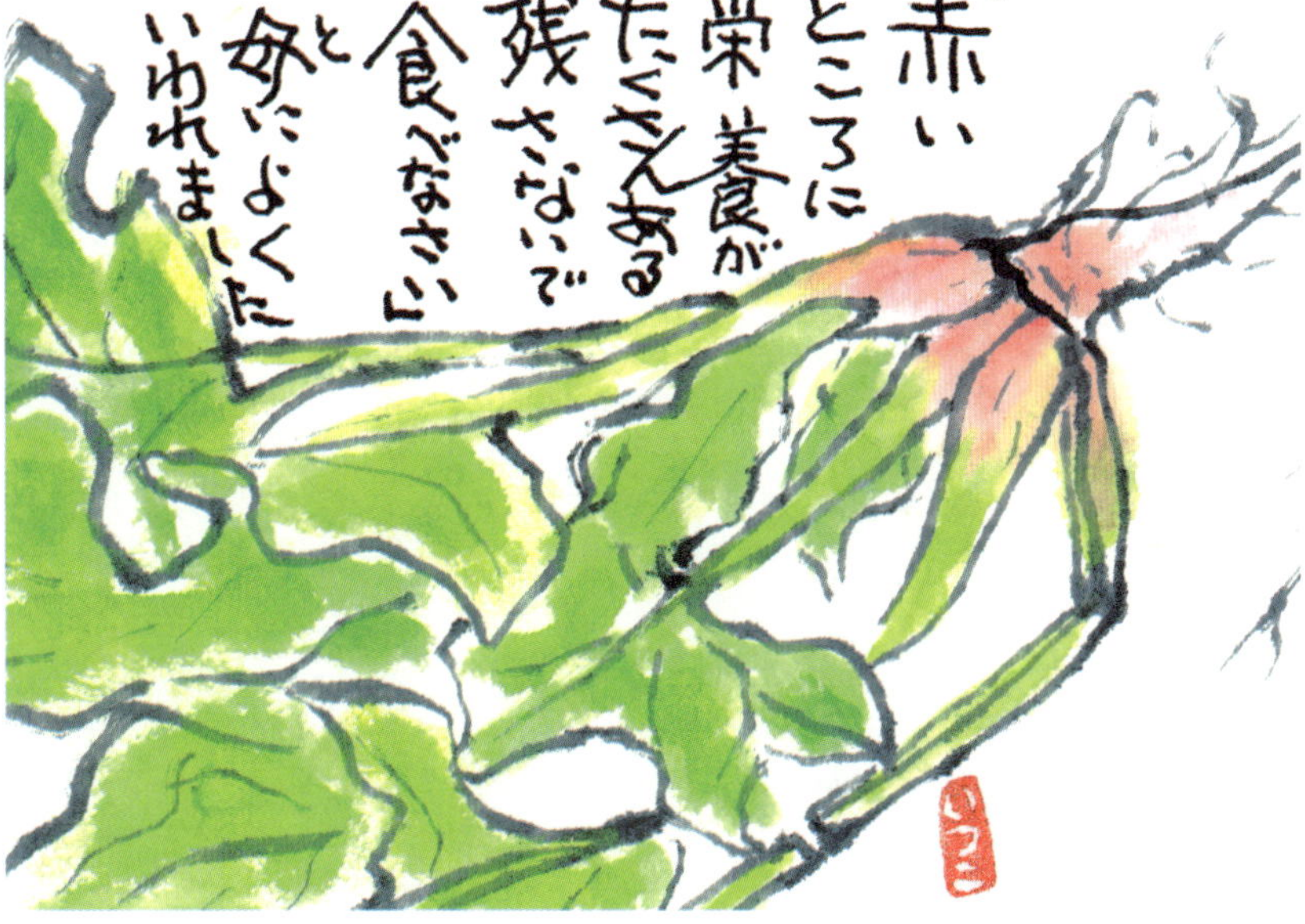
「赤い
ところに
栄養が
たくさんある
残さないで
食べなさい」
と
母によく
いわれました

せん。

■ホウレンソウには、鉄分、葉酸、ビタミンCが豊富です。

根元の赤い部分には、マンガンが含まれるなど増血作用のある物質がいっぱいで、貧血予防に役立ちます。肉類やレバーなどと組み合わせるとさらに効果的です。

ホウレンソウにも食物繊維が多く、腸のぜん動を盛んにする働きがあります。腸液などの分泌を促《うなが》し消化管を潤《うるお》して便通をととのえるので、高齢者や虚弱体質の人の便秘の解消に適しています。

そのほか、ホウレンソウには、コレステロールを下げる、のどが腫れやすい体質を治す、のどの渇きを癒やす、目の老化を防ぐなどの働きがあることがわかっています。

ホウレンソウのアクはシュウ酸ですが、よほど大量に食べないかぎり結石ができる心配はなさそうです。このごろは、アクの少ない生食用のホウレンソウも栽培されています。

寒い時期、ぜひ味わっていただきたいのが「ちぢみホウレンソウ」です。霜をあてる寒じめ栽培によって、葉がギュッと縮み、うまみが凝縮しています。

■コマツナもホウレンソウも、ゴマあえやおひたしが好まれます。

おひたしは、しょうゆで味をつけてからよくしぼり、もう一度しょうゆを少したらすと、水っぽくならずにおいしくいただけます。

■冷凍する場合はかためにゆでてからしっかりとラップをしましょう。

コマツナの煮びたし

●材料（２人分）

コマツナ……………… 1/2 わ
厚揚げ………………… 1/2 枚
チリメンジャコ…… 大さじ２
A（かつおだし汁カップ１、
しょうゆ小さじ２、酒大さじ１、
みりん・砂糖各小さじ１）

（1人分）
エネルギー（kcal）　121
塩分（g）　0.8
備　考　煮浸しのため、塩分60%で計算

●作り方

1、コマツナは４㌢くらいのざく切りにし、葉と茎を分ける
2、厚揚げは一口大に切り、ひたひたの熱湯で２分くらい煮て、お湯を切る
3、Aとチリメンジャコを**2**に入れ、煮立たせ、２分ほど煮る
4、コマツナの茎、葉の順に**3**に入れて、ひと煮立ちさせる
※味をみて、塩分が足りなかったら、塩少々加える。Aはめんつゆの素《もと》をうすめて使っても

コマツナ●主な栄養成分
カルシウム、鉄、リン、カロテン、ビタミンB_1、B_2、葉酸、ビタミンC、食物繊維
エネルギー　14kcal/100g
☆ビタミンもミネラルも豊富。カルシウムや鉄分も多く含む

ホウレンソウ●主な栄養成分
カリウム、カルシウム、マグネシウム、鉄、マンガン、カロテン、ビタミンB_1、B_2、葉酸、ビタミンC、食物繊維
エネルギー　20kcal/100g
☆カロテン、鉄、カリウムが豊富

サトイモ、ジャガイモ

意外に低カロリー

おイモは太る？　いえいえ、**サトイモ**、**ジャガイモ**は、どちらも意外にカロリーが低く、糖分も少ないのが特徴です。サツマイモやヤマイモにくらべてということですが。

サトイモは里の芋というだけに、古くから栽培され、日本人の主食でした。**サトイモ**の入った汁物は、さまざまな地域の伝統食です。東北の各地では、イモ煮会が行われています。**サトイモ**の収穫が何よりの喜びだったに違いありません。

サトイモといえば、ぬめりが特徴です。

ぬめりのなかに含まれるムチンは、肝臓の解毒を助け、腎臓や腸の働きをよくします。だ液の分泌をよくする働きもありますから、消化を助け、老化防止のホルモンの分泌も盛んになります。

サトイモは、胃のあたりがモヤモヤするときや、口が渇くなどの症状を軽くします。また、カリウムが豊富で、利尿作用、血圧降下作用などが期待できます。

サトイモの皮は、よく洗ってから熱湯で少し煮ると、ツルンとむけます。電子レンジを用いると、手がかゆくなる心配もありません。

サトイモの葉柄をズイキまたはイモガラといいます。昔から産前産後の妙薬として知られ、増血作用、止血作用に優れ、貧血や産後の肥立ちをよくするといわれます。イモガラ用の品種が特別に栽培されています。

■**ジャガイモ**には、ビタミンCが豊富に含まれています。そのビタミンCは、デンプンに保護されていて、煮ても壊れにくいといわれます。ビタミンCは、全身の細胞を生きいきさせ、美しく潤《うるお》いのある肌をつくります。

また、カリウムが豊富でナトリウムが少な

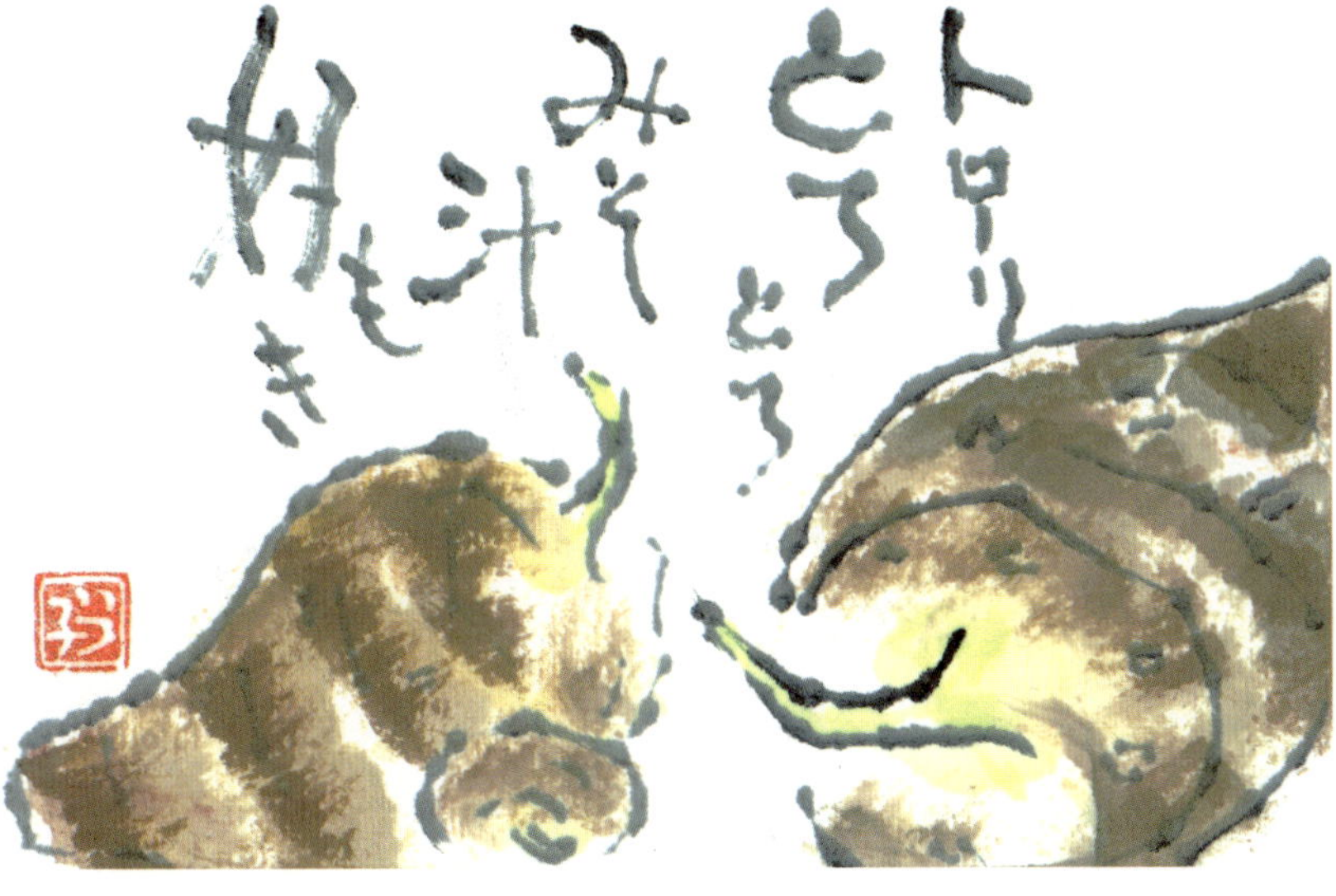

いので利尿作用があります。身体がむくみやすい、血圧がやや高いという方は、せん切りにした**ジャガイモ**を1~2分熱湯でゆで、キュウリなどとの酢の物にして食べるとよいでしょう。

■**ジャガイモ**スープは、「食べる滋養強壮剤」です。**ジャガイモ**、タマネギ、ニンジンをいっしょによく煮込み、少量の塩で味つけして食べます。

■地三鮮（ディーサンシェン　別項）とは、ナスとピーマンと**ジャガイモ**のいため物。今では中華料理になっていますが、もとをたどると、北朝鮮の家庭料理のようです。ナスが出回るようになったら、お試しください。

■ホクホク肉ジャガは、油で豚肉あるいは牛肉をいためてから取り出し、その油で**ジャガイモ**をいため、酒だけで10分ほど煮ます。ニンジン、タマネギ、シラタキ、肉を、**ジャガイモ**の上にのせたら、砂糖としょうゆだけで味つけし、ふたをして、汁がなくなるまで煮ます。

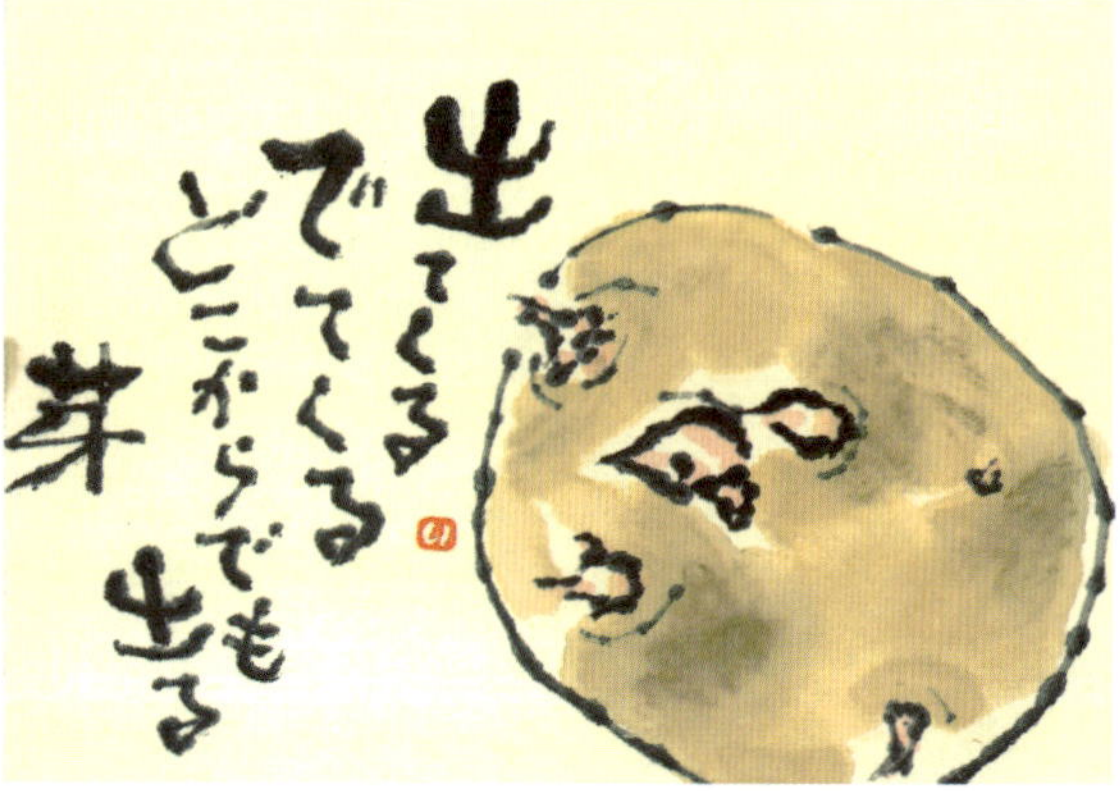

地三鮮

(1人分)
エネルギー(kcal)　295
塩分(g)　2.0

●材料(2人分)

ナス……………1個
ジャガイモ……2個
ピーマン………2個
油…………大さじ3
A(ネギ10センチ、ショウガ・ニンニク各1かけのみじん切り)
B(片栗粉小さじ2、水大さじ2、しょうゆ・オイスターソース各大さじ1弱、砂糖小さじ1、コショウ少々)

●作り方

1、ジャガイモは皮をむき、一口大に乱切り、ナス、ピーマンも一口大に乱切り
2、油大さじ1でジャガイモを表面に焼き色がつくまでいため、器に移し、ラップせず電子レンジにかける(700ワット1分半)
3、油大さじ2で、Aをいため、ナス、ピーマン、**2**を加えて、いためる
4、さらにBを加え、よくからめて火を止める
※本来の作り方は、野菜を別々に油で素揚げする。中華スープの素《もと》を加えても

サトイモ●主な栄養成分
炭水化物、たんぱく質、カリウム、ビタミンB群、食物繊維
☆ぬめり成分のガラクタンやムチンは免疫力を高める

ジャガイモ●主な栄養成分
炭水化物、カリウム、ビタミンB_6、C、ナイアシン、
☆老化防止のビタミンCが35㎎/100gと非常に多い
加熱しても15㎎/100g
☆青い皮や芽には有害物質であるソラニンが含まれる

エネルギー比較

サトイモ	58kcal/100g
ジャガイモ	76kcal/100g
ヤマイモ	121kcal/100g
サツマイモ	132kcal/100g

白菜、レタス

胸焼け解消、二日酔いにも

　緑黄色野菜が注目される割に、色のうすい野菜は、あまりほめられることがありませんでした。最近は、健康によいフラボノイドなどが緑黄色野菜よりも豊富に含まれていることがわかってきて、名誉回復！　長い間食べてきた食材には、ちゃんと意味があって、日本人の長寿をささえてきたのですね。

白菜は、日本人が大好きな野菜です。95％が水分ですが、ビタミンCやカルシウム、マグネシウムなどのミネラルを含みます。多量に食べても胃にもたれたり、身体を冷やしたりしません。鍋料理にしてやわらかく煮込んで食べると胃腸薬にもなります。

　肉や魚などを食べ過ぎると、身体に熱をもち、胃や胸のあたりがもやもやし、胸焼けのような状態になることがあります。**白菜**は、そのような熱を冷ます働きをします。だ液などの消化酵素を含む分泌液の量を増やしますから、それがさらに消化を助けます。食物繊維が多いので、腸の掃除をして便通もよくなります。

■白菜2、3枚をジューサーにかけ、そのまま飲む白菜ジュース（ショウガ汁少々とハチミツを入れても）は二日酔いの妙薬です。口の渇きをいやし、肝臓の働きを強め、アルコールの代謝を早めます。

■油にもよく合い、他の材料とゴマ油などでいためてから味をつけ、水溶き片栗粉を加えれば中華風、ホワイトソースで煮込めば洋風。細く刻んでサラダに。塩もみして一夜漬け。硬いところは軽くゆでてから水分をしぼり、甘酢などにつけて食べましょう。

■白菜料理には、パセリ、シュンギク、ホウ

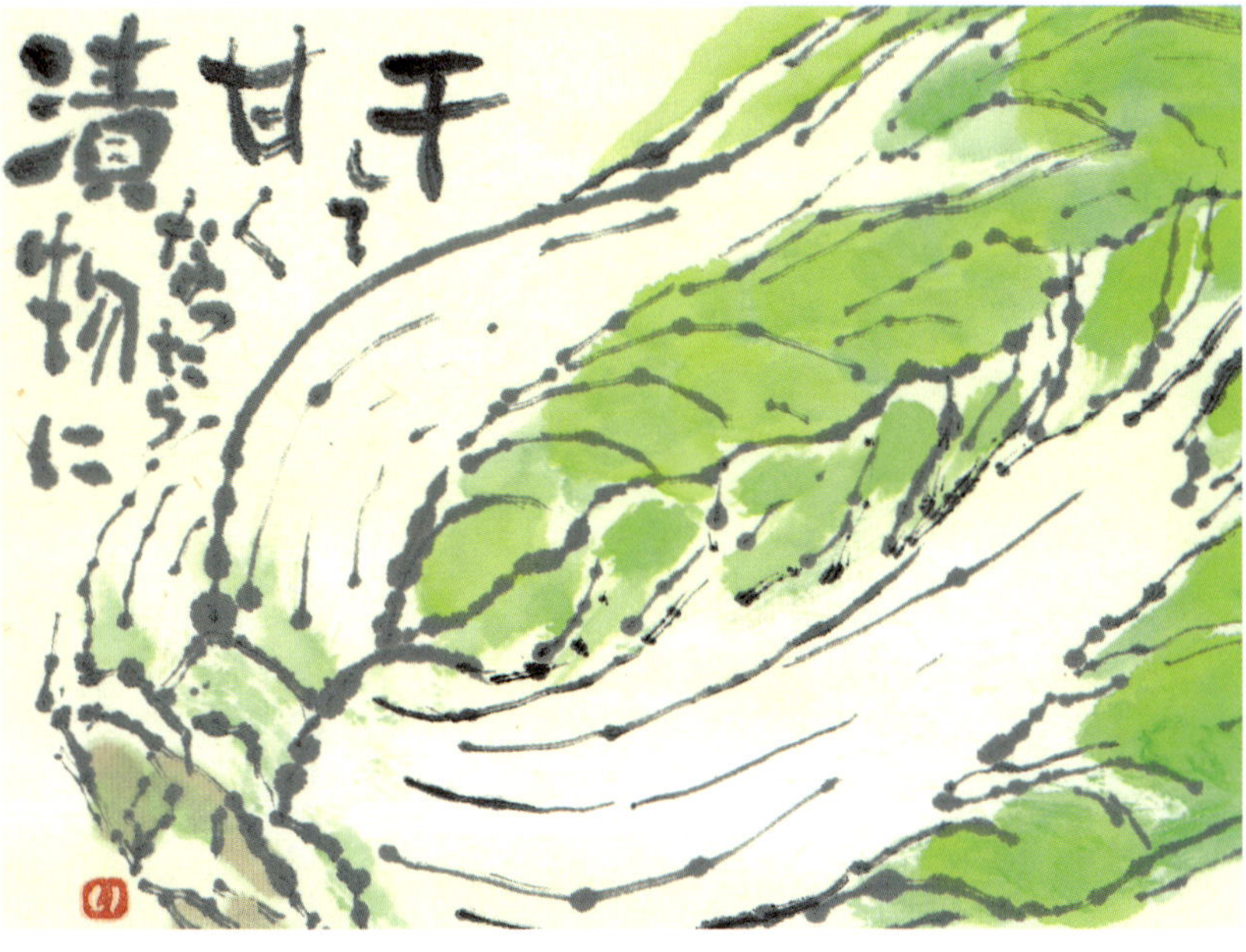

レンソウ、ニンジンなど緑黄色野菜を組み合わせて、いっしょにいただきたいものです。

レタスは、血行をよくする野菜です。みずみずしく、シャキッとした歯ざわりから、サラダの主役として親しまれています。ビタミンCや熱に強いビタミンEなどが含まれます。ビタミンEは、血行をよくし、老化を防止する働きをします。色の濃い品種には、体内でビタミンAに変わるベータ・カロテンも多く、カルシウムや鉄、亜鉛などのミネラルも含まれます。茎を切ると出てくる乳汁のような液には、鎮静作用、催眠作用などをもつ成分が含まれています。

■**レタス**を食べると母乳の出がよくなるので、授乳中は、**レタス**の煎《せん》じ液やスープにして飲みます。そのほか**レタス**には、便通をよくする働き、利尿作用、胸焼けを解消する働きなどがあります。

■キャベツのせん切りに、**レタス**のせん切りを合わせると、できあがりがシャキッとして、歯ごたえもあります。それでも、生で食べられる**レタス**の量はそう多くはありません。しかも、胃腸が冷えている人は、生の野菜をたくさん食べるのが苦手です。そこで、しゃぶしゃぶ風にしたり、スープに入れたり、油でいためたりします。チリメンジャコなどといっしょに油でサッといためてから、ポン酢をかけると、たくさんの量をおいしく食べることができます。いためても、シャキシャキ感が残っています。

白菜なべ

●材料（２人分）

白菜…………………… 白菜1/4株
ネギ………………………… １本
豚バラ肉（しゃぶしゃぶ用）150グラム
酒……………………… 大さじ３
A（しょうゆ大さじ１強、みりん小さじ２、酢小さじ１、レモン汁半個分）

（1人分）
エネルギー（kcal） 370
塩分（g） 1.0
備　考 付けタレのため、塩分60％で

●作り方

1、白菜は４センチくらいのざく切り、肉は食べやすい大きさに切る
2、ネギは１センチくらいの厚さに斜め切り
3、なべに、白菜、肉、ネギの順に交互に重ね、最後は白菜に
4、上から、酒をふりかけ、ふたをして蒸し煮する
5、Aを混ぜ、小鉢にわける
6、白菜などから出た汁を5に少し入れ、つけて食べる
※Aは市販のポン酢でも。ユズ胡椒を加えても

白菜●主な栄養成分
カリウム、カルシウム、マグネシウム、葉酸、ビタミンK、B_1、B_2、C、食物繊維
エネルギー 14kcal/100g
☆アブラナ科の野菜に含まれるグルコシノレートは、噛むと辛味成分のアリルイソチオシアネートになる。その１種のスルフォラファンにはがん抑制効果がある

レタス●主な栄養成分
カリウム、カルシウム、鉄、亜鉛、カロテン、ビタミンE、葉酸、C
エネルギー 12kcal/100g
☆ビタミンEは、レタスから発見され、動物実験で不妊症に効果が認められた

キャベツ

胃や腸の粘膜を守る

早春は、春キャベツも冬キャベツも、どちらもおいしい季節です。しっかりと巻かれた冬キャベツは煮込んで、やわらかい春キャベツは生でいただきましょう。

トンカツにそえるせん切り**キャベツ**は何度もおかわりしたくなりませんか？　こんなに生の**キャベツ**を食べる国はほかにないそうで、日本独特の食文化ですね。

がん予防効果があるというフラボノイドをたくさん含んでいる**キャベツ**。甘みと歯ごたえを楽しみたいものです。

ヨーロッパでは、**キャベツ**は古くから胃や十二指腸潰瘍《かいよう》の妙薬として知られています。**キャベツ**には、潰瘍に効くビタミンU、出血を止める働きのあるビタミンKなどが含まれていますから、ただれた胃や十二指腸、小腸や大腸などの粘膜の修復や保護をしてくれます。

繰り返し潰瘍に悩まされている方や、胃や腸があまり丈夫でない方は、普段の食事にキャベツを取り入れてはいかがでしょうか？　ビタミンUはキャベツの芯のところに多いので、芯も刻んで食べましょう。

また、キャベツには風邪を予防する、神経のイライラを防止する、美しい肌をつくるなどたくさんの働きがあります。中国の古い薬物書には「耳や目をはっきりさせる」と、老化防止に役立つことも書かれています。

キャベツが湿布にもなるってご存知ですか？　以前、お子さんが熱を出したとき「キャベツの葉をかぶって寝ていました」というお母さんに出会いました。このごろでは、珍しくなってしまった手当てです。発熱には、キャベツをもんでしんなりさせ、額や脇の下、鼠《そ》径《けい》部（内またの付け根）などを湿布します。

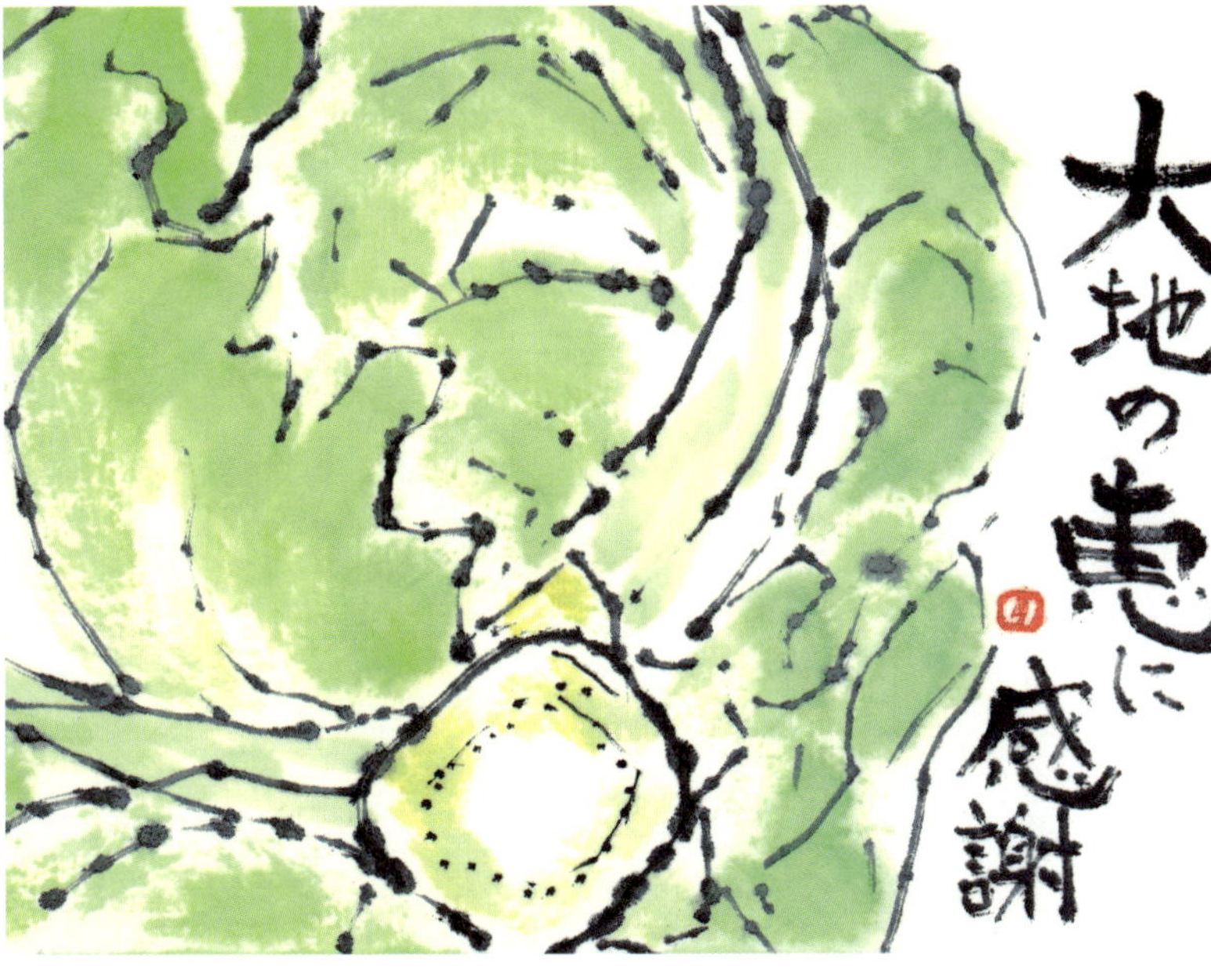

乳腺炎のとき、卒乳で乳房が張るときにも、キャベツの湿布が役立ちます。

ところで、青汁の原料になるケールは、**キャベツ**のご先相さま。栽培が進んでいくうちに、カリフラワーや、ブロッコリー、**キャベツ**、そして観賞用の葉牡丹《はぼたん》などができました。**キャベツ**を縦に切ると、中心近くに菜の花のような花のつぼみを見つけることがあり、アブラナ科なのだと納得します。

■せん切り**キャベツ**にラップをし、電子レンジにかけ、しんなりしたら、塩コンブを混ぜるだけで一品のできあがりです。

■**キャベツ**2枚を一口大にちぎり、キュウリ半本をうすく輪切りにし、ショウガのせん切りと塩小さじ半分を入れ、ボウルなどで混ぜ、よくもんでから、ポリ袋に入れ、冷蔵庫でねかせると、浅漬けができます。

■フライパンや中華鍋でできる**キャベツ**いためです。ニンニク数個を大き目に切り、キツネ色になるまで低温の油でいためます。牛肉や豚肉などの肉を加えさらにいため、最後に5センチ角に切った**キャベツ**をたくさん入れていため、砂糖としょうゆで味をつけます。食欲のでるスタミナ料理です。

ロールキャベツは汁ごと冷凍できるので、**キャベツ**1個分作り置きすると便利です。芯をくりぬいたキャベツを丸ごとゆでて用います。できあがったロールキャベツは、2、3個ずつ別々の容器に入れて冷凍すると、使うときに便利です。

ロールキャベツ

●材料（２人分）

キャベツ…………………………４枚
合いびき肉…………………150グラム
タマネギ……………………1/2 個
生パン粉大さじ５（食パンでは 1/4 枚）
シメジ…………………1/3 パック
塩・コショウ・ナツメグ……少々
固形スープの素《もと》………………１個
ローリエ（月桂樹の葉）……１枚

（１人分）

エネルギー（kcal）	233
塩分（g）	1.8

●作り方

1、 キャベツを塩少々入れた熱湯でゆで、芯の厚いところをそぎ落とす
2、 タマネギはみじん切り
3、 ボウルに、**2** と合いびき肉、生パン粉、塩ひとつまみ、コショウ、ナツメグを入れ、よくこねる
4、 キャベツの水気を取り、芯を手前にして、**3** をのせ、包み、最後をつまようじで止める
5、 巻きおわりを下にして鍋に並べ、水 400cc、固形スープの素《もと》、ローリエを入れ、煮る
6、 煮立ったら、あくを取り、落としぶたをして、弱火で 20 分ほど煮込む
7、 シメジを入れ、さらに 10 分煮て、最後に好みでバター少量、またはケチャップなどを加える
※味がうすいときは、塩を加えて

キャベツ●主な栄養成分
カルシウム、カロテン、ビタミン K、葉酸、ビタミン C、U、食物繊維
エネルギー　23kcal/100g
☆ビタミン U は、たんぱく質合成作用をもつアミノ酸の１種。胃酸の分泌を抑え、胃粘膜の保護をする。胃腸薬にも用いられる

イチゴ

ストレスにはビタミン

くだものを食べたときに、幸せを感じることってありませんか。くだものは、人の心をやさしくしてくれるような気がします。

たくさんの栄養素、ファイトケミカル（植物に含まれる化学成分）などが含まれています。

それにしても、最近**イチゴ**の旬がわからなくなったと思いませんか？　たしかに、クリスマス前から出荷量がふえ、前倒しになっているようです。

イチゴはビタミンの宝庫。とくにビタミンCが豊富です。３～４個食べれば１日のビタミンCの必要量を満たすことができます。

ビタミンCは肌を美しくととのえるだけではなく、歯や骨の形成、毛細血管の保全など、多くの働きがあります。風邪の予防や動脈硬化にも有効です。

ストレスが素で、さまざまな病気になるこ

とはよく知られています。ストレスに対抗して副腎という腎臓の上にある臓器ががんばりますが、そのときに大量のビタミンCを必要とします。ですからストレスが多い人ほどビタミンCが必要です。

たばこを吸う人、お酒を飲む人もビタミンCの摂取を心がけましょう。

■ビタミンCは水に溶けやすく、**イチゴ**のへタをとってから水洗いすると、ビタミンCがびっくりするほど減ってしまい、味も水っぽくなってしまいます。ヘタをつけたまま水洗いしましょう。

■**イチゴ**には、カリウムが多くナトリウムが少ないので利尿作用があり、むくみ、高血圧にも有効です。食物繊維は便通をよくし、便秘の解消に役立ちます。ニンジンや

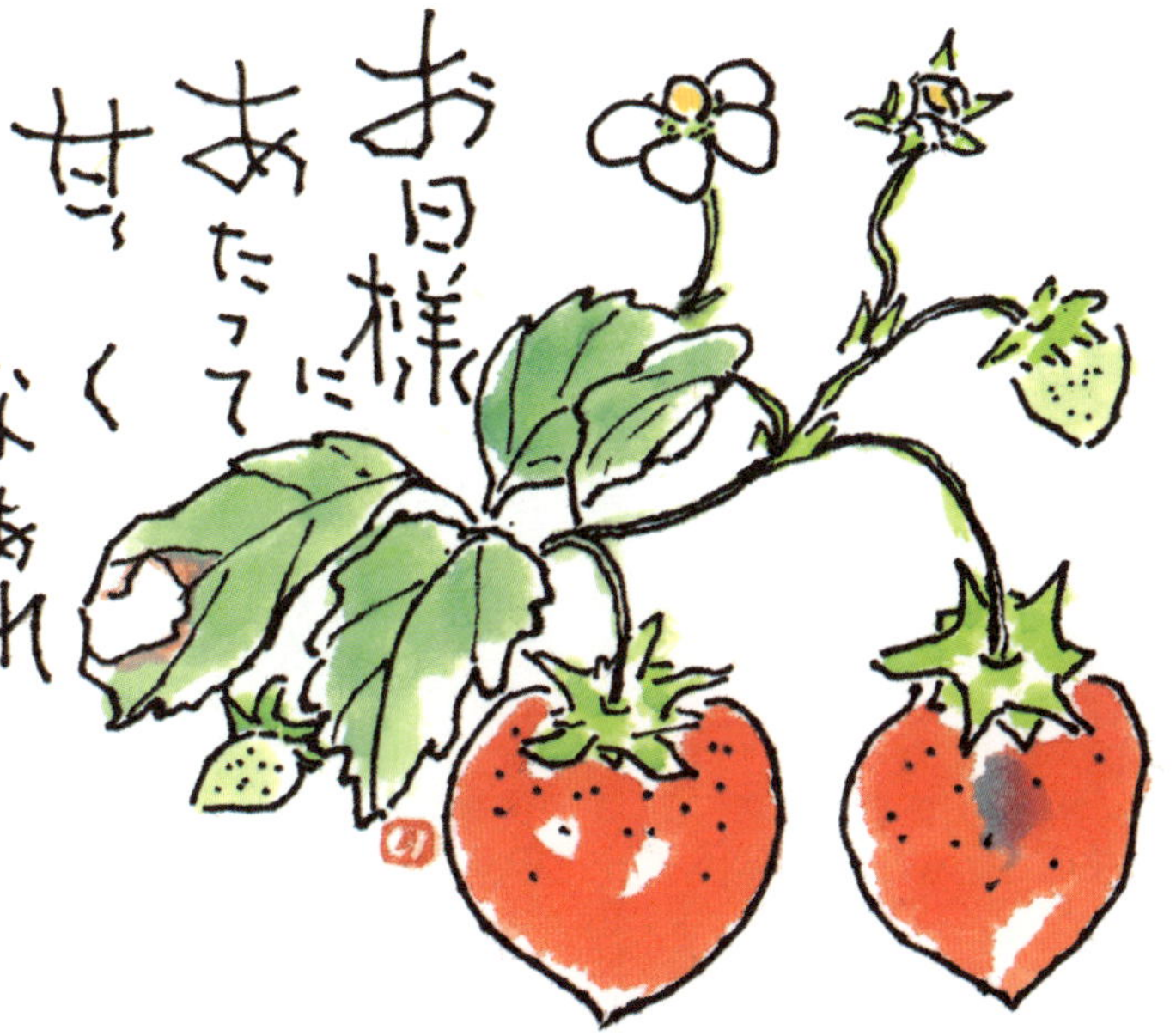

リンゴなどといっしょにミックスジュースにして飲むと、身体がシャンとして頭も目もすっきりします。

イチゴも甘いだけでは物足りないですね。ちょっとすっぱいと甘みを強く感じます。酸味の素であるクエン酸などの有機酸は、疲労回復に役立ち、元気が出てきます。

■コンフィチュールとは、ジャムのフランス語表現です。こう呼ぶことが増えてきました。それでは**イチゴ**コンフィチュールの作り方です。**イチゴ**３００グラムとグラニュー糖90グラム、レモン果汁１／２個分をご用意ください。**イチゴ**のヘタを包丁で切り取り、**イチゴ**を水洗いし、水分をふきとり、ボウルに入れます。**イチゴ**にグラニュー糖とレモン汁をふりかけ、１時間～ひと晩放置するとたくさんの水分が出てきます。これをほうろう鍋または耐熱ガラス鍋に移し、火にかけます。沸騰するまでは強火。沸騰したらごく弱火にしてひたすらアクを取りながら煮つめてできあがりです。保存するときは、ガラス瓶《びん》の洗浄と湯煎《せん》での殺菌消毒をお忘れなく。小さめで酸味のある安価な**イチゴ**が出回るころにお試しいただきたいと思います。

冷凍するときは、砂糖をまぶしてからにしましょう。凍ったままシャーベット状にして、あるいはミキサーでジュースにします。

イチゴを食べるときに、私がいつも思い出すのは、おばあちゃんの手づくり「みつまめ」。歯ごたえのあるシャキッとした寒天、**イチゴ**、バナナ、そして甘いシロップ。おばあちゃんの思い出で、胸がいっぱいになります。

フルーツポンチ

●材料（２人分）

イチゴ……………………４個
キウイフルーツ………1/2 個
リンゴ…………………1/4 個
バナナ……………………半本
白玉粉…………………25㌘
水……………25㍉㍑ぐらい
A（水カップ 1/2、砂糖大さじ２、ハチミツ小さじ２）
レモン汁……………小さじ１

（1 人分）
エネルギー（kcal）　160
塩分（g）　0

●作り方

1、 鍋に A を入れ加熱し、砂糖が溶けたら火を止め、冷まし、レモン汁を加え、冷蔵庫で冷やす
2、 白玉粉に水を少しずつ加え、耳たぶのやわらかさにこね、ダンゴを作り、熱湯に入れる。浮き上がってから１分ほど煮て、氷水にとり、冷たくなったらザルにあげる
3、 くだものは、食べやすい大きさに切る
4、 器に **2** と **3** を入れ、**1** のシロップをかける
※お好みで炭酸水やシャンパンを加えても

イチゴ●主な栄養成分
カリウム、カルシウム、葉酸、パントテン酸、ビタミン C、食物繊維
エネルギー　34kcal/100g
☆ビタミン C が 62 ㎎ /100g 含まれる。免疫力を高め、風邪の予防などに役立つ。
貧血予防の効果は、葉酸とビタミン C の相乗効果が期待できる

ウド、タンポポ

香りよく発汗、利尿作用

春のおとずれを告げるフキノトウ。山菜、野草は、春の香りを届けてくれます。「一番好きな山菜は？」と聞かれたら、何と答えますか？　私はコシアブラかな？　**ウド**と**タンポポ**は、どちらも身近なものです。

独特の香りと歯ごたえがたまらない**ウド**。**ウド**を漢字で書くと、独活。漢方薬の材料とされる独活《どっかつ》は、**ウド**やシシウドなどのセリ科植物の根茎や根です。

食用にする**ウド**には、香りの素である精油が多く、発汗や利尿の働きがあります。頭痛や鼻水にも有効で、体力の衰えた人の風邪や産後の風邪などに用います。ショウガやネギといっしょにするとその効果が高まります。えぐみの素はタンニンで、消化を助けるジアスターゼなどの酵素も含みます。

ウドは昔から神経痛などに用いられてきました。関節などにたまった水分を除き、腫れや痛みを除きます。

■神経痛などには、生の**ウド**料理やジュースにします。

■葉はてんぷらにして味と香りを楽しみます。皮はきんぴらに。葉や皮を網などに入れてお風呂に入れると、香りもよく、身体が温まり、血液の循環もよくなります。

タンポポは、ヨーロッパでは愛用されているハーブです。フランスやドイツでは、今でもサラダなどにして食べられています。中国の薬物書でも「菜部」に分類されており、もともと食用にされていたことがわかります。

タンポポの葉や根は、肝臓病や胆石などのほか、胃腸の病気、おでき、扁桃《へんとう》炎などに

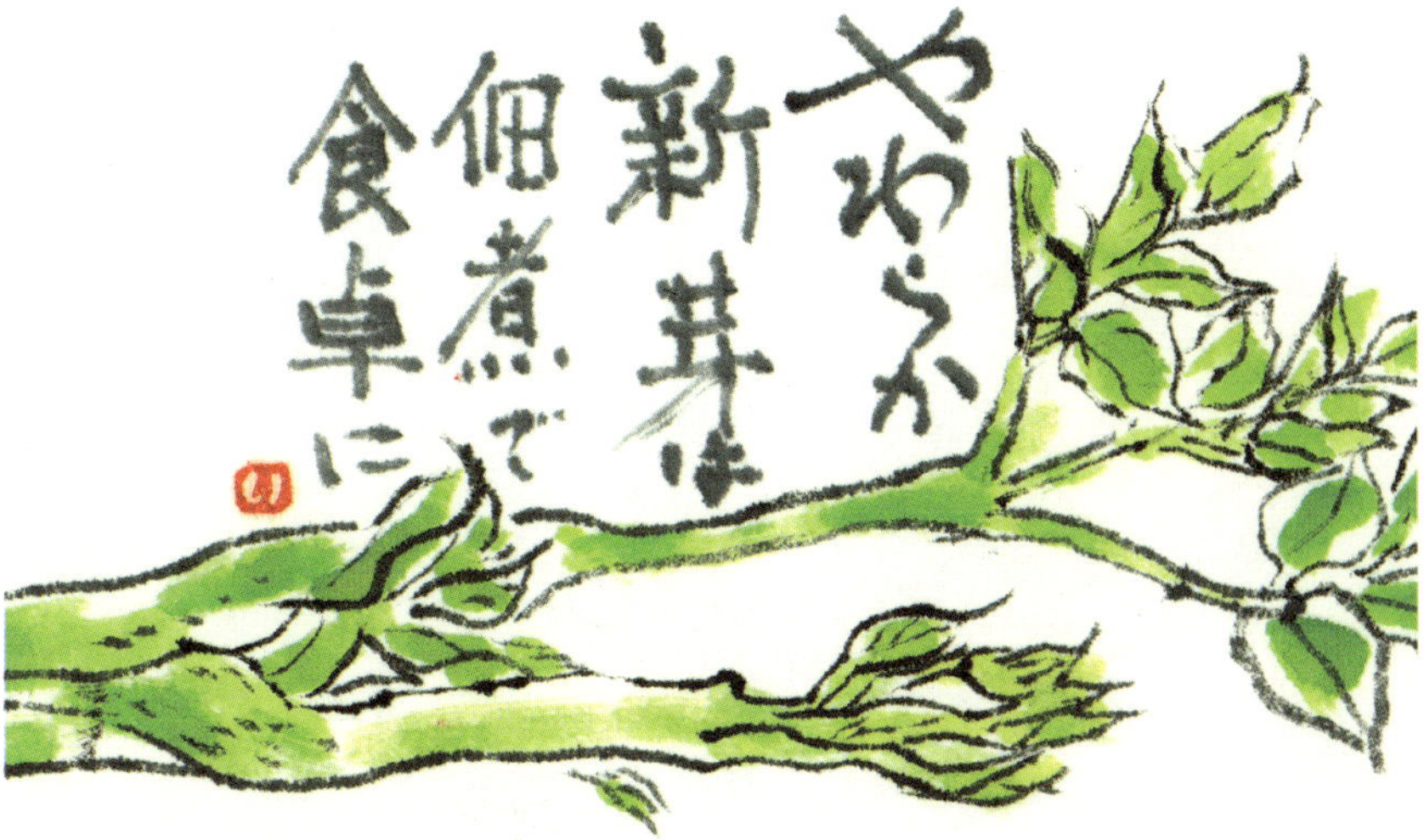

用いられてきました。乾燥させた葉や根を10グラムほど用い、煎《せん》じます。

■**タンポポ**コーヒーの作り方は、鉛筆の太さほどのタンポポの根を20本ほど掘り起こし、水洗いします。1～2センチの長さに切って、水に晒してアク抜きし、フードプロセッサー等で細かく5ミリくらいに刻みます。天日で乾燥したあと、フライパンで強めに焙煎し、コーヒーのようにドリップするか煮出して用います。インスタントの商品も販売されています。サラサラの母乳になって乳腺炎の予防になり、コーヒーを飲む満足感も得られます。

■**タンポポ**の葉のサラダはいかがですか。**タンポポ**の葉とシソの葉を糸のように細く切って、ほかの野菜や海藻と混ぜ、ドレッシングや三杯酢でいただきましょう。

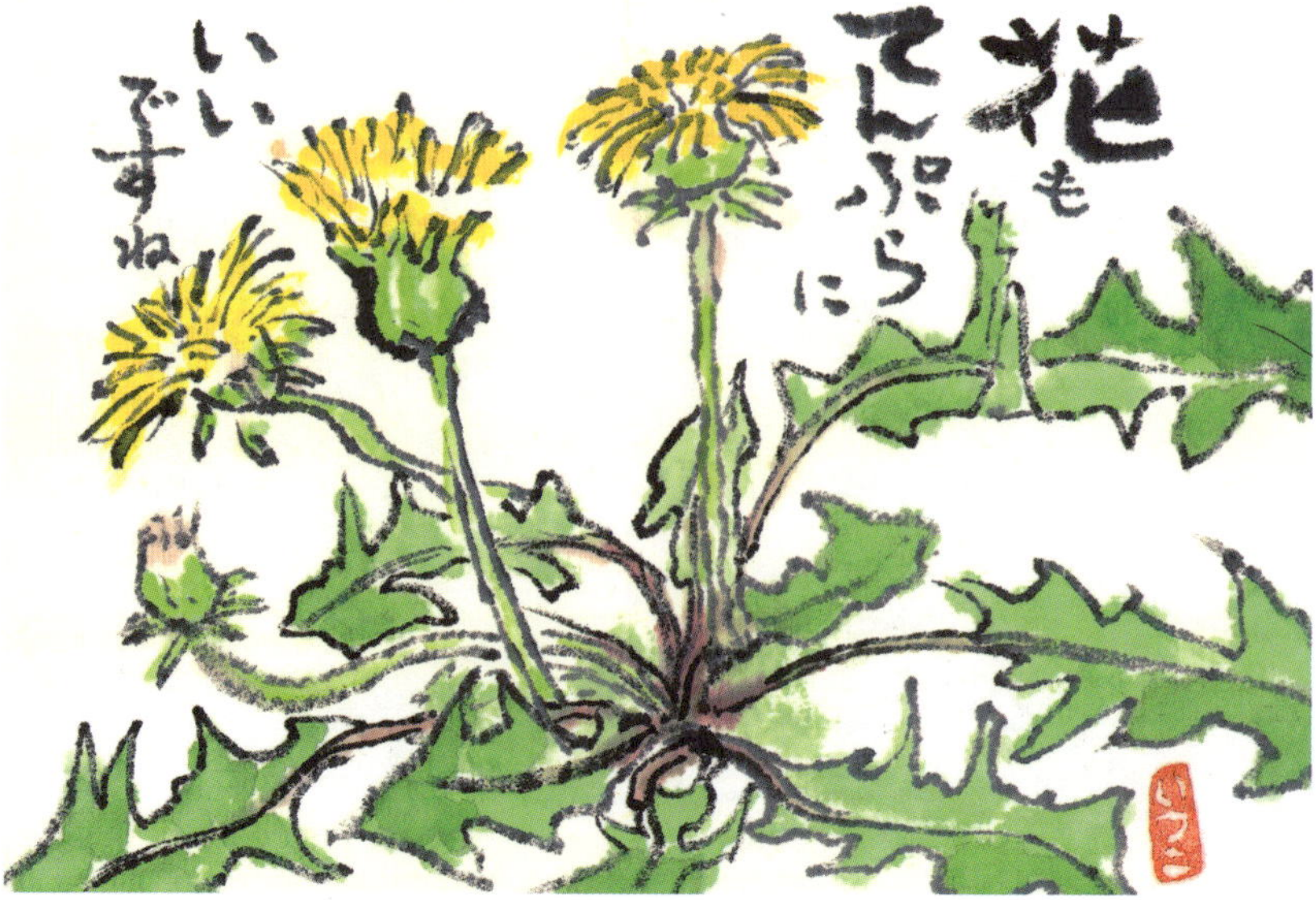

ウドの酢みそあえ

●材料（２人分）

ウド…………………… １～２本
Ａ（みそ・砂糖・酒各大さじ１、
みりん・酢各小さじ１）
レモン汁……………1/4 個分

●作り方

1、ウドの皮をむき、長さ４センチぐらいのたんざく切りにし、酢水にさらし、ザルにあげる
2、鍋にＡを入れ、火にかけ、かき混ぜながらアルコール分を飛ばし、火を止め、冷ます
3、レモン汁を**2**に加え、よく混ぜる
4、器にウドを盛り、**3**を上にかける
※ウドは熱湯をとおしてもよい

（1人分）
エネルギー（kcal）　67
塩分（g）　1.1

ウド●主な栄養成分
カリウム、食物繊維など。ビタミンやミネラルは少ない
エネルギー　18kcal/100g
☆香りの成分は、ジテルペン。精神安定、解熱、鎮痛、利尿、消炎の働きがある
☆新陳代謝を高めるアスパラギン酸を少量含む

シソ、ミョウガ

気のめぐりすっきり

気のめぐりをよくする野菜があります。和製ハーブともいわれる**シソ**。漢方薬の材料にもなり紫蘇葉《しそよう》、蘇葉《そよう》などと呼ばれます。東南アジアでもよく薬味として用います。ベトナムでは、牛肉うどんや、ベトナム風お好み焼きにそえるほか、肉類を使った鍋料理にも大量に用います。香りの素は精油です。落ち込む、イライラする、食欲がない、眠れないなどの症状の改善に役立ちます。

そのほか、食中毒の予防、風邪の頭痛やせき、痰《たん》を除く働きもあります。

■**シソ**の葉や実を刻み、熱湯を注いでお茶のようにして飲みましょう。葉にも実にもアレルギー疾患に有用とされる成分を含み、健康食品としても利用されています。

■**シソ**ジュース作りは、私の毎年の楽しみ。

煮立ったお湯５００ミリリットル～１リットルに赤**ジソ**の葉１５０グラムを入れて３分ほど煮だし、葉を取り除きます。酢80ミリリットルと砂糖１５０グラムを入れ、よくかき混ぜ、冷ましてから冷蔵庫で保存します。ジュースの色が紫から赤く変わる瞬間がたまりません。

■**シソ**酒は、半日から２日間、陰干しした**シソ**の葉と実２００グラムと氷砂糖２００グラムを交互に重ね、焼酎１・８リットルを入れます。**シソ**は半月ほどしたら取り出し、作ってから３ヵ月ほどで飲みごろになります。赤**ジソ**を原料にしたときは、酢やクエン酸などを加えると色が鮮やかになります。

ミョウガの香りや歯ごたえ、夏を感じます

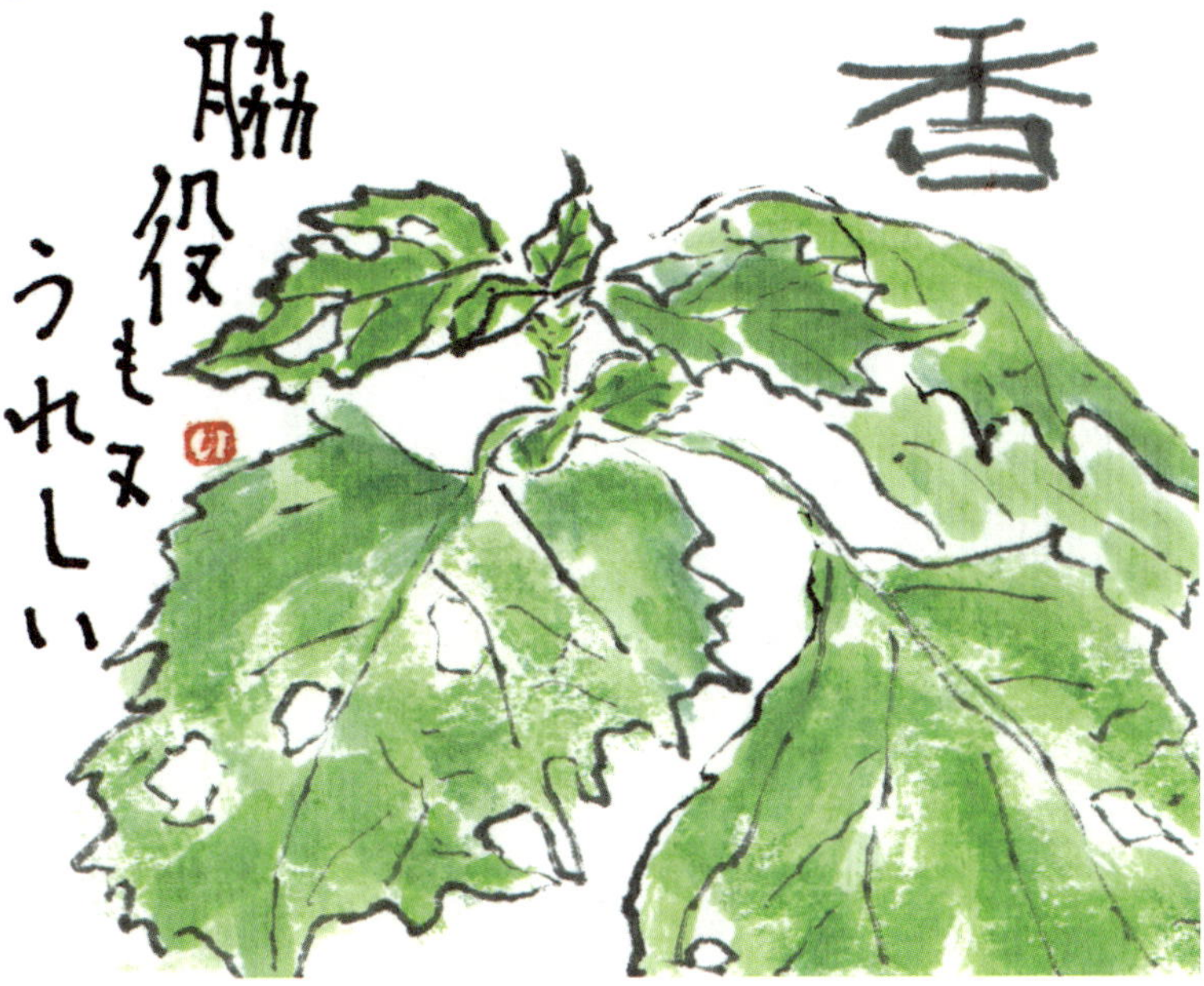

ね。ミョウガの精油にも、鎮静作用があり、心が落ち着きます。

■ミョウガを刻み、みそやしょうゆで味をつけ、熱湯を注いで飲みます。お吸い物などに刻みミョウガをやや多めに浮かべて飲んでも、さわやかな気分になります。

■ミョウガをオリーブ油でいため、塩をふり、ふたをして弱火で5分ほど蒸し煮します。酢を加え1分ほど煮、冷蔵庫で冷やすと、ワインなどにも合う一品になります。

ミョウガを冷凍する場合は、刻んで少量ずつラップに包みましょう。

「ミョウガを食べると物忘れをする」ということはありません。

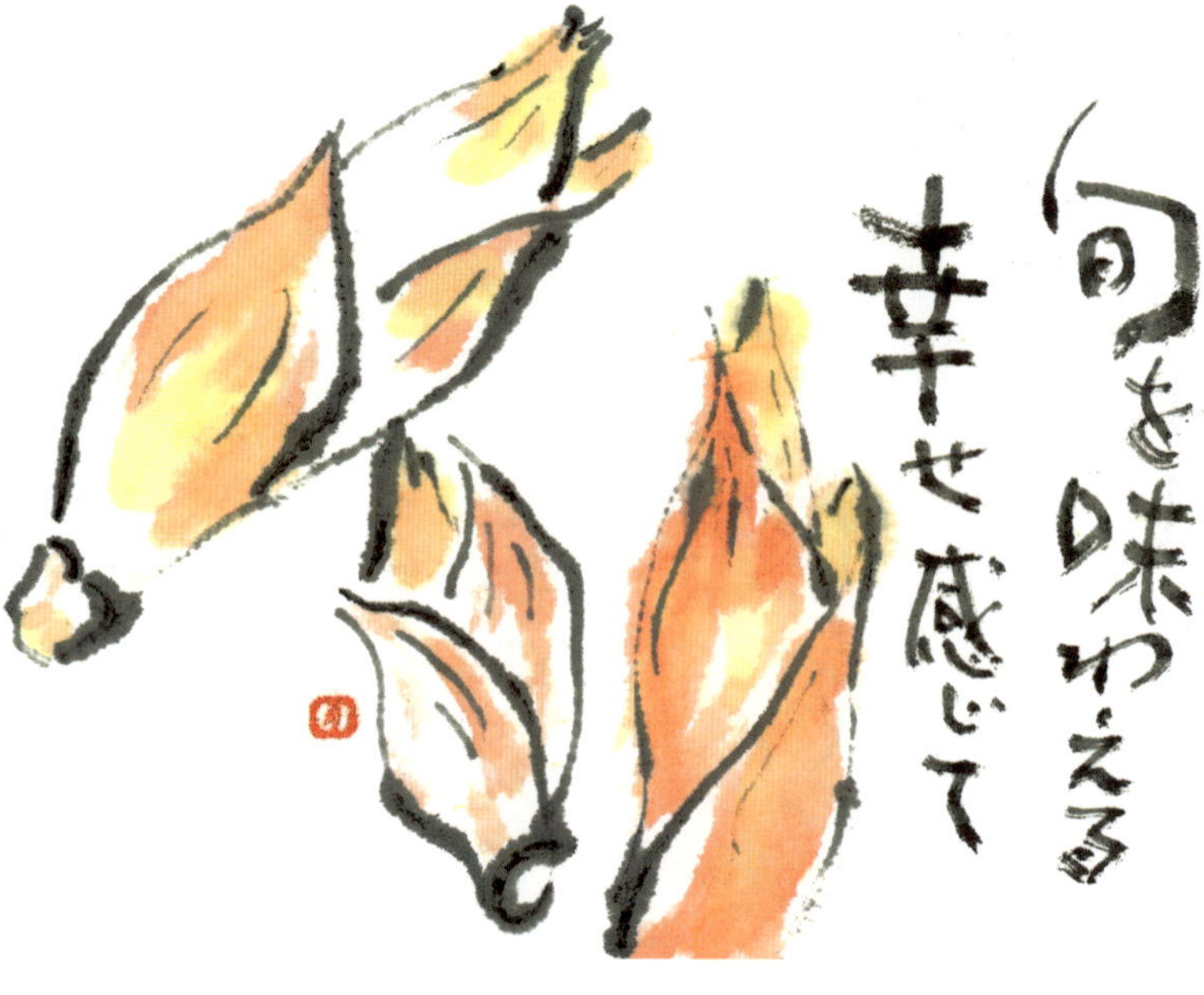

ミョウガ入り春雨サラダ

●材料（２人分）
ミョウガ……………… ２個
春雨…………………… 30グラム
ハム…………………… ３枚
青ジソ………………… ２枚
キュウリ……………… １本
卵……………………… １個
Ａ（しょうゆ・酢各大さじ１　砂糖小さじ１
ゴマ油小さじ１弱　白いりゴマ小さじ２）

（１人分）
エネルギー（kcal）　192
塩分（g）　2.0

●作り方
1、卵をよくときほぐし、熱したフライパンに油をしき、薄焼き卵を作り、せん切りにする
2、春雨を熱湯で２、３分ゆで、ザルにあげ、冷ましてから、食べやすい大きさに切る
3、キュウリ、ハムはせん切り、ミョウガを縦にうすくせん切り、青ジソは糸状に切る
4、ボウルに**１２３**を入れ、よく混ぜたＡであえる
※ハムのかわりに鶏肉でも

シソ●主な栄養成分
カリウム、カルシウム、鉄、マンガン、カロテン、ビタミンB_1、B_2、C、食物繊維
エネルギー　37kcal/100g
☆青ジソには体内でビタミンＡに変化するβ - カロテンが非常に多い
☆赤ジソにはアントシアニンが多く、がん抑制、老化防止の働きがある
☆香りの成分はペリルアルデヒド

ミョウガ●主な栄養成分
カリウム、カルシウム、マグネシウム、マンガン、ビタミンK、食物繊維
エネルギー　12kcal/100g
☆香りの成分はα - ピネン、食欲増進、血行促進、発汗を促し体温調節をする

トマト

美肌にも効果

「世界で1番生産量の多い野菜は？」 答えは「**トマト**」です。

わが国でも年間1人約10キログラムを消費しているそうです。**トマト**の旬は7〜8月。露地ものの完熟**トマト**の味は格別ですね。

「**トマト**は野菜？ くだもの？」をめぐっては、アメリカ連邦最高裁判決（1893年）があるというのですから驚きます。輸入業者は、「くだもの」だと無税、「野菜」だと関税がかかるので、「くだもの」にしたかったけれど、認められなかったというわけです。判決が**トマト**を「野菜」にした理由は、「デザートにならないから」だそうです。このごろはフルーツ**トマト**もありますから、十分デザートになりますね。

西洋には「**トマト**が赤くなると医者が青くなる」ということわざがあります。**トマト**をよく食べると胃腸が丈夫になり、病気知らずになるというわけです。

トマトにはクエン酸、リンゴ酸など多くの有機酸が含まれ、胃の働きをよくし、食欲を増進させます。夏バテで食欲が落ちたときには、疲労の回復を早め、身体のほてりをしずめ、のどの渇きをいやす効果もある**トマト**を食べましょう。二日酔いには**トマト**ジュースがおすすめです。

たんぱく質の消化を助けますから、肉や魚の料理にそえたい野菜です。

トマトの色は、リコピンというカロテンの仲間です。リコピンは、抗酸化作用がつよいと注目されています。動脈硬化を予防する働きがあるともいわれます。

トマトは美肌づくりにもぴったりです。ビタミンA、B_6、葉酸、C、Hなど、皮膚によいビタミンがたくさん含まれているからで

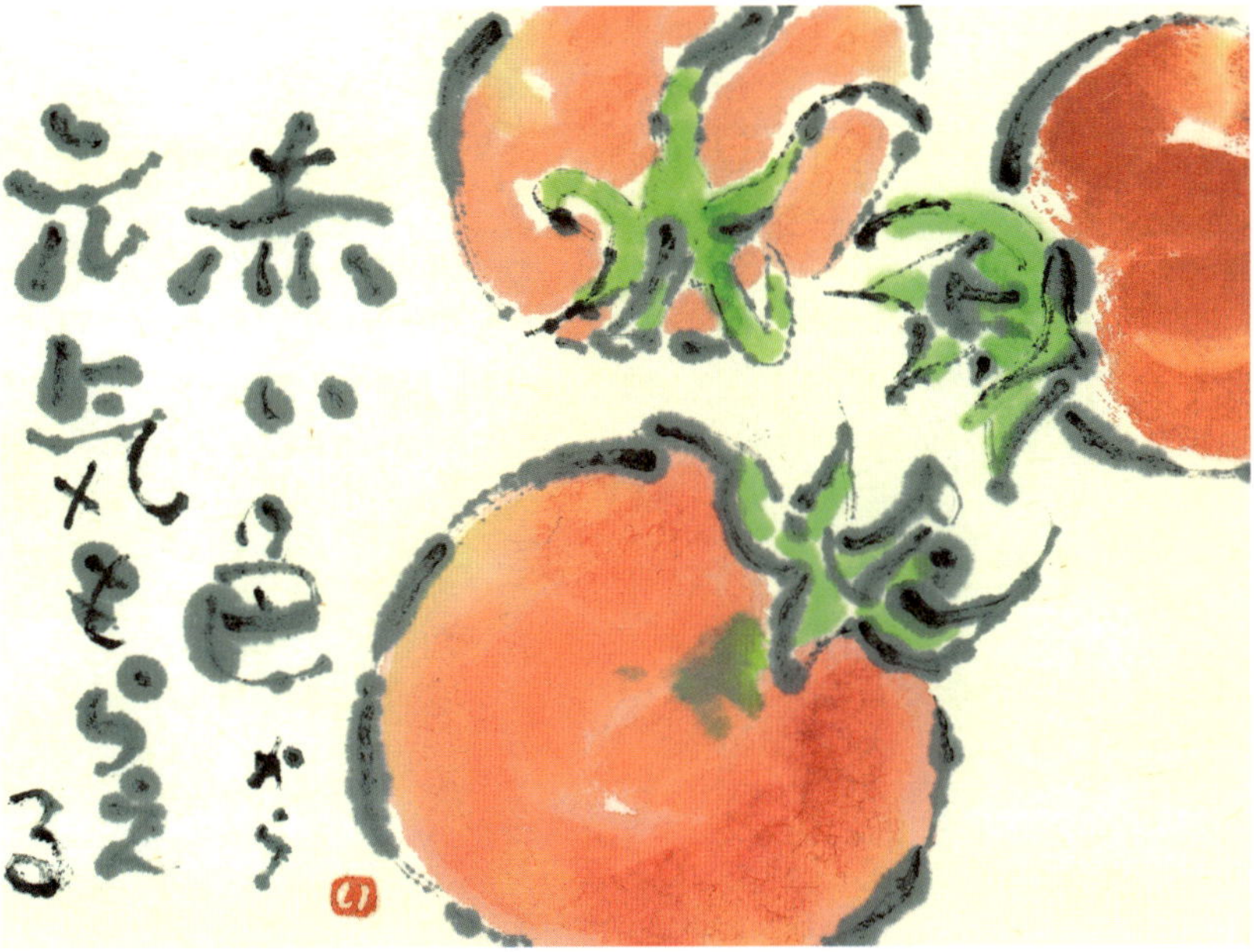

す。有機酸は肌の新陳代謝を促進します。ビタミンPも毛細血管に働き、皮膚に栄養を送ります。美肌づくりには**トマト**ジュースや生食が適しています。

植物には珍しくグルタミン酸など天然のアミノ酸類が多いのも特徴です。

２０１２年、京都大学のグループが、マウスによる実験で、**トマト**の成分が中性脂肪を減らす働きをもつことが分かったと発表しました。その後、「**トマト**を食べるとやせる」という話が広がり、店頭から**トマト**が消えてしまう現象までおきました。動物実験＝ヒトに有効ということではありません。有効成分は確認されましたが、**トマト**を含めた野菜を普通に食事としてとることが大事なのだとあらためて思いました。

■**トマト**の変わった食べ方を紹介しましょう。

まず一夜漬け。皮つきの**トマト**を4～8等分し、キュウリ、皮をむいて棒状に切ったナガイモを漬け汁とともに容器に入れ、冷蔵庫で一晩置きます。漬け汁は、しょうゆ・みりん・酢各大さじ1、タカノツメ1本、水大さじ3、削り節5グラム（お茶パックなどに入れる）をひと煮たちさせて作ります。

■鍋料理や汁ものにも**トマト**は合います。おでんには、皮をむいた**トマト**（やり方はレシピ参照）を丸ごと最後に入れて、温めるだけです。豚汁には、皮をむいてから食べやすい大きさに切って最後に入れ、温まったらいただきましょう。

ミネストローネ風
野菜スープ

●材料（2人分）

トマト……………………… 2個
タマネギ…………………… 半個
ニンジン…………………… 半本
セロリ……………………… 1本
ジャガイモ………………… 1個
ベーコン…………………… 2枚
ダイズ水煮（缶詰） 大さじ2
ニンニク………………… 1かけ
ローリエ…………………… 1枚

（1人分）
エネルギー（kcal） 295
塩分（g） 1.9

パセリ……………………… 少々
オリーブ油………… 大さじ1
固形スープの素………… 1個
塩，コショウ

●作り方

1、トマトはヘタをとり、皮に十字の切れ込みを入れ、沸騰したお湯に10秒つけて冷水にとり、皮をむき、みじん切りに

2、タマネギ、ニンジン、セロリ、ジャガイモは、1㌢角に切る。ベーコンは1㌢幅に切る

3、鍋にオリーブ油を入れ、低い温度で、みじん切りにしたニンニクをいためる。タマネギ、ニンジン、セロリ、ベーコンを加え、こがさないように10分ほどいためる

4、3に水カップ3と**1**、ジャガイモ、ダイズ水煮、ローリエ、固形スープの素《もと》を入れ、15～20分煮て塩・コショウで味をととのえ、みじん切りのパセリをちらす

※忙しいときは野菜全部をいっしょに煮込んでもよい

トマト●主な栄養成分

カリウム、カロテン、ビタミンB1、B2、B6、C

エネルギー 19kcal/100g

☆赤色色素のリコピンはカロテノイドの1種で、がん予防、動脈硬化予防の効果がある

☆ルチン、クエン酸、グルタミン酸を含む

☆香り成分のピラジンを含む

スイカ、キュウリ

身体のむくみに効果

スイカのおかげで蒸し暑い夏を乗り切れると、いつも**スイカ**に感謝している私です。気持ちよく尿が出てスッキリし、むくみが減っていくのを感じます。利尿作用は、豊富に含まれているカリウムやある種のアミノ酸、酵素などの働きによるものです。

昔の漢方の本には、口の渇きや身体のほてりにも効果があると書かれています。

のどの腫れや痛み、口内炎には、**スイカ**のジュースでうがいをする方法が伝えられています。

中華料理など油っこいものを食べたあとには、デザートとしてよく用いられます。中国の**スイカ**は価格も安く、庶民の大好きな食べものです。皮もタネも薬用、食用として利用します。

くだものの甘味をおいしく感じるのは15度

くらいといわれます。冷やしすぎないほうがいいですね。**スイカ**には「寒瓜」の別名もありますから、身体が冷える方は食べ過ぎないようにしましょう。

■皮（果肉の白い部分）は、漬物やゴーヤチャンプルーならぬ**スイカ**チャンプルーなどのいため物にしていただきましょう。

■夏のおやつに、**スイカ**シャーベットはいかがですか？　サイコロ状に切ったり、スプーンでくりぬいたりして砂糖とブランデー、または砂糖と白ワインを少々ふりかけてから冷凍します。

■**スイカ**ゼリーは、粉寒天1グラム、水カップ50ミリリットルをよくかき混ぜながら火にかけ、寒天が溶けたら**スイカ**の果汁

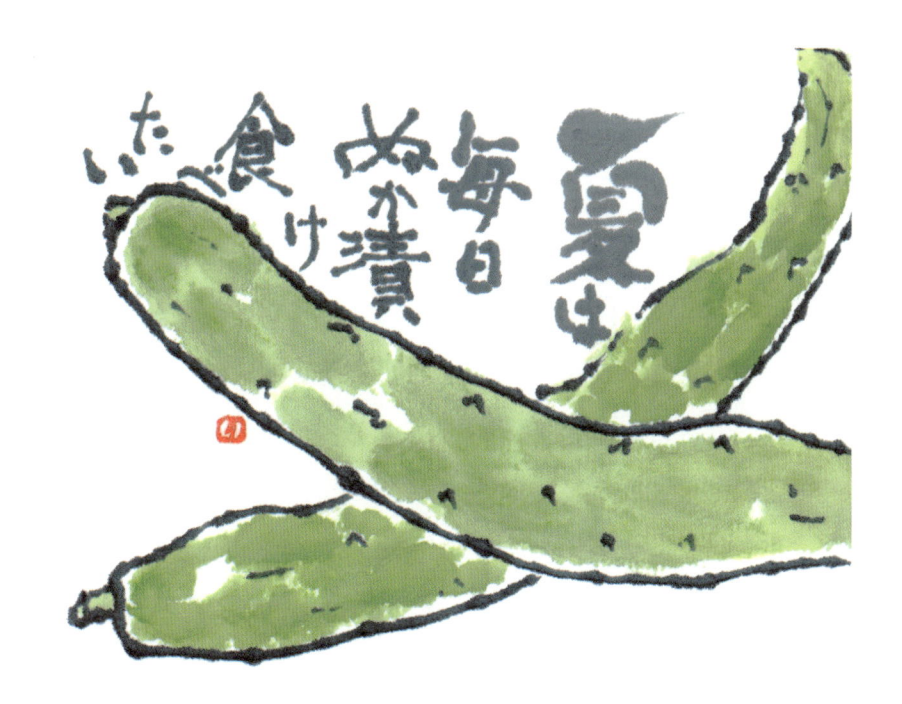

３００ミリリットルを加えてかき混ぜ、器に入れて冷蔵庫で固めます。**スイカ**の果汁はタネを除いて裏ごしするか、ガーゼでくるんでしぼって作ります。

キュウリもむくみによい食べものです。カリウムが多く、体内の余分な水分を尿として出すので、〝自然利尿剤〟といわれます。利尿効果を強くしたいときは熱を通すとよいといわれ、中国では酢豚などのいため物や煮物にも幅広く利用されています。

中国の唐の時代の処方集には、切ってタネを取らずに酢で煮て、半煮えの状態で食べるとすぐにむくみに効果があると書かれています。

身体にこもった熱を冷まし、のどの渇きをいやします。夏バテ防止にも役立ちます。

■夏バテで胃腸の調子がよくないときは、**キュウリ**のぬか漬けを食べると疲労回復に役立ちます。ぬかの中のビタミンB_1がキュウリにしみこむからです。また、漬物は、食欲増進剤にもなります。

■**キュウリ**のみそ汁を食べたことがありますか？　熟して大きくなりすぎた**キュウリ**は、タネを除いてからみそ汁の具にすると、なかなかおいしいものです。

■**スイカ**の皮の白い部分、**キュウリ**、ミョウガをせん切りにし、塩コンブであえると簡単なおかずになります。

スイカの皮の吸い物

●材料（２人分）

- スイカの皮…………100グラム
- 麩《ふ》…………………少々
- カニ缶詰……………1/2個
- 干しシイタケ…………１枚
- しょうゆ………大さじ1/2
- 塩…………………………少々
- かたくり粉……大さじ1/2（水大さじ、１でとく）
- ミョウガ・ショウガ…少々

（１人分）
エネルギー（kcal）　34
塩分（g）　1.2

●作り方

1、干しシイタケは水カップ２でもどし、細くきる
2、スイカの皮は緑の硬い部分をむき、縦4センチ、厚さ2ミリほどに切る
3、麩は水でもどし、水分をしぼる
4、シイタケのもどし汁に**1**と**2**を入れ、沸騰させ、スイカの皮が透き通るまで煮る
5、カニ缶詰、しょうゆを**4**に入れ、塩で味をととのえ、水溶きかたくり粉でとろみをつける
6、おわんに盛ってから、麩、ミョウガのせん切り、おろしショウガをのせる

スイカ●主な栄養成分
カリウム、カロテン、ビタミンC
エネルギー　37kcal/100g
☆アミノ酸の１種シトルリンは、皮にとくに多く、血管の老化防止、疲労回復の効果がある
☆リコピンは赤色色素で、抗酸化作用がある

キュウリ●主な栄養成分
カリウム、銅、カロテン、ビタミンK、C
エネルギー　14kcal/100g
☆ぬか漬けにすると、ビタミンB_1、B_6が増える
☆においの素はピラジンで血栓を予防する

モロヘイヤ、ツルムラサキ

疲労回復や貧血予防

モロヘイヤと**ツルムラサキ**は、どちらも栄養価がすぐれているので〝スーパー野菜〟と呼ばれます。

私と**モロヘイヤ**との出合いは20数年ほど前です。最初はどうやって食べようかと、悩みました。食べてみれば、意外にくせがなく、和食にもよく合うことがわかります。

エジプトでは、**モロヘイヤ**専用の大きな包丁が各家庭にあり、**モロヘイヤ**スープは伝統料理です。

モロヘイヤは、カロテン、ビタミンB群、C、E、カルシウムなどを豊富に含んでいます。カリウムも多く、利尿作用があり、ナトリウムを体外に排せつするので、血圧が高めの方におすすめの野菜です。鉄分も含まれ、貧血の予防にも役立ちます。

ねばりの素は、ムチンです。納豆やオクラ、ヤマイモなどにも含まれるネバネバの成分です。胃腸、目、鼻などの粘膜を保護する働きをします。

■**モロヘイヤ**納豆はいかがでしょうか？　ねばりがあるので、私はそう呼んでいます。硬い部分を除き、ゆでてから細かく刻み、しょうゆで味をつけ、しらす干しや削り節などを混ぜ、たっぷりごはんにかけて食べます。

■めん類との相性がよいので、ゆでてから、パスタのソース、そうめんのつゆに混ぜても楽しめます。

■エジプト風**モロヘイヤ**スープの材料は、２人分で、**モロヘイヤ**１わ、タマネギ半個、ニンニク１かけ、鶏もも肉１００グラム、固形スープの素1個、バター・塩・コショ

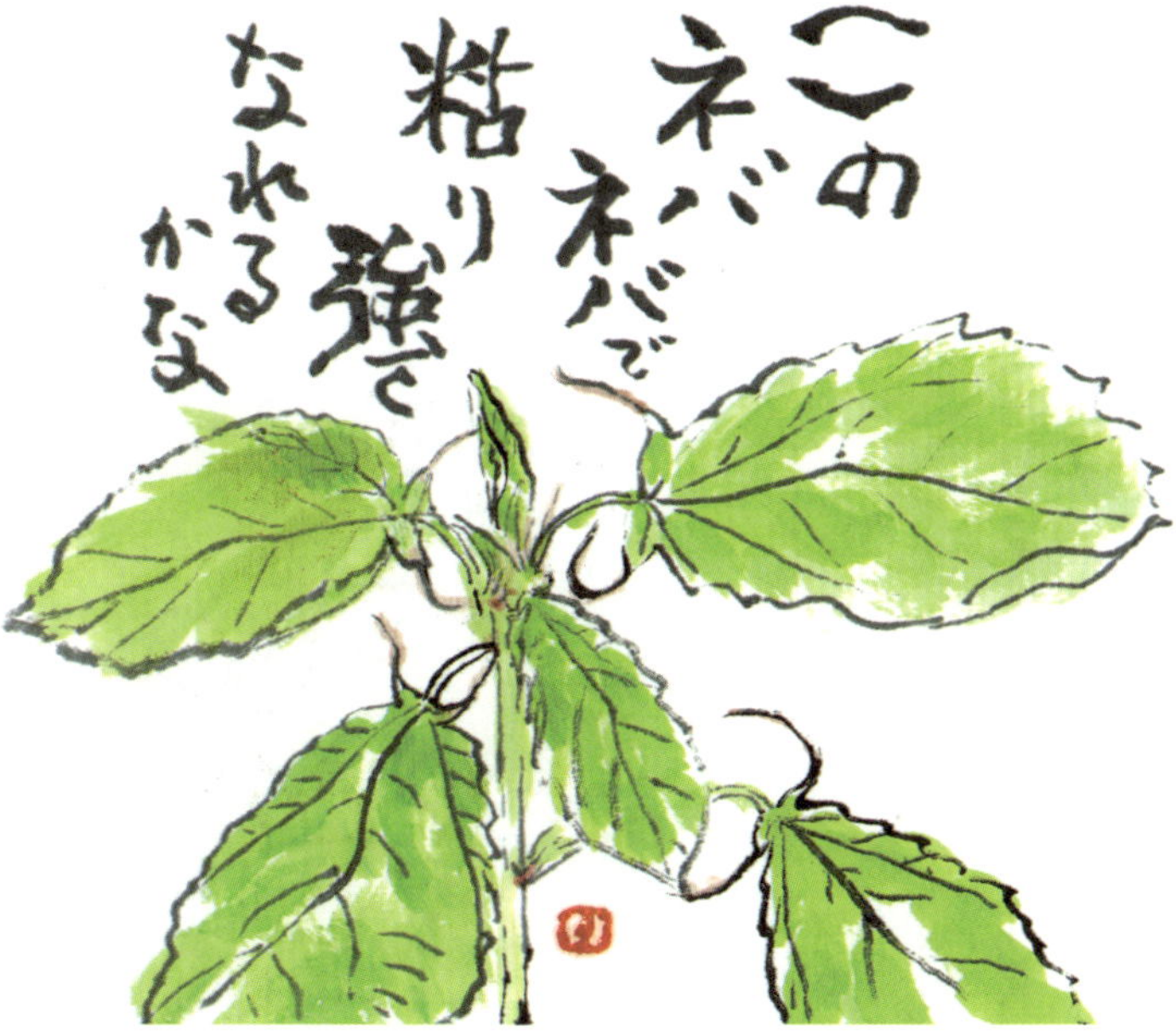

ウ・油適量です。

作り方は、まず、**モロヘイヤ**の葉を生のまま細かく刻みます。タマネギとニンニク半かけはみじん切り、鶏肉を一口大に切り、いっしょに油でいためます。

水と固形スープの素1個を加え、20分煮てから、**モロヘイヤ**を加えます。

最後に、ニンニク半かけをバターでいためて加え、塩、コショウで味をととのえます。

ツルムラサキは、食用に栽培されるようになって40年余り。スーパーなどで売られるようになったのは、そんなに古い話ではありません。

中国の薬物書には、昔から若芽を食べていた記録があります。つると葉の色が赤紫の赤茎種と緑色の青茎種があります。

ビタミンB_2、C、カロテン、食物繊維などが豊富で、カリウム、カルシウム、鉄分も多く含まれます。疲労回復や便秘の解消に役立ち、肌をきれいにするなどの働きがあるといわれます。

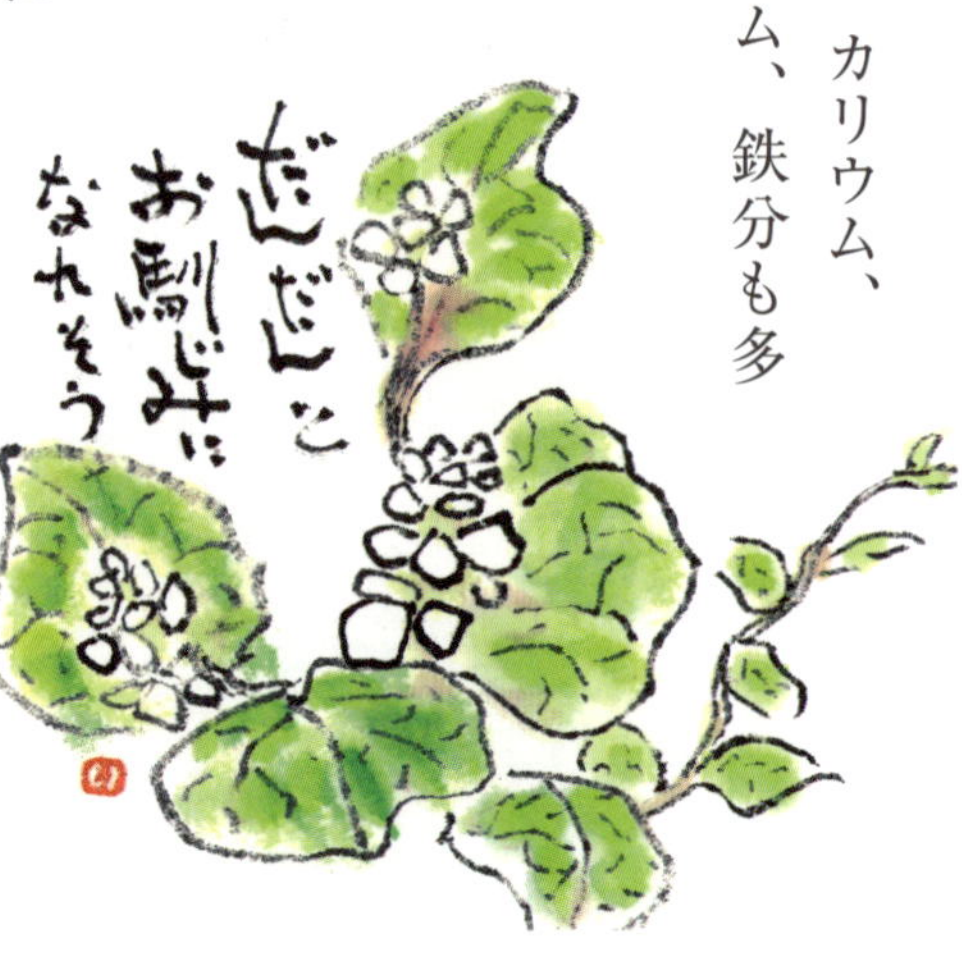

■ゴマ油とニンニクでいためると、独特のにおいが気にならなくなります。しょうゆ、酢、みりんなどの合わせ調味液、あるいはオイスターソースなどで味つけしていただきましょう。

モロヘイヤの納豆あえ

●材料（２人分）

モロヘイヤ………… １わ
納豆…………… １パック
ニンジン……… 小 1/3 本
モヤシ…………… 1/4 袋
しょうゆ…………… 適量
削り節………… １パック
塩…………… ひとつまみ

（１人分）
エネルギー（kcal） 80
塩分（g） 0.4

●作り方

1、ニンジンはせん切りにし、モロヘイヤは、硬い茎を除く
2、鍋にお湯をわかし、塩ひとつまみを入れ、モヤシ、ニンジンを１、２分ゆで、お湯をきり、ザルにひろげて冷ます
3、モロヘイヤは１分ほどゆで、水に１、２分さらし、水気をしぼり、包丁でたたくようにみじん切りにする
4、納豆は糸をひくまで混ぜ、**2**、**3**と削り節を加え、よくかき混ぜ、しょうゆ、好みでカラシを加える
※モロヘイヤのかわりに、コマツナ、ホウレンソウなどでも

モロヘイヤ●主な栄養成分（可食部 100g あたり）
カリウム 530 mg、カルシウム 260 mg、マグネシウム 46 mg、鉄 1.0 mg、マンガン 1.32 mg、ビタミン A（β - カロテン当量 10000 μg）、ビタミン K640 μg、ビタミン $B_2$0.42 mg、食物繊維総量 5.9 mg
エネルギー 38kcal/100g
☆ムチンはぬめり成分で、肝機能を高める、胃腸や目の粘膜を保護する、血糖値、コレステロール値の上昇を抑える働きがある

ツルムラサキ●主な栄養成分
カリウム、カルシウム、鉄、カロテン、ビタミン E、K、B_2、葉酸、C
エネルギー 13kcal/100g
☆カルシウムが多く、ビタミン K との相乗作用で骨や歯を丈夫にする
☆ビタミン C は 41 mg /100g と多く、美肌作用がある

ピーマン、ゴーヤ

苦味独特、バテ知らず

子どもの嫌いな野菜は？　ダントツでピーマンです。どうも、子どもはピーマン独特の苦味を強く感じるらしいのです。品種改良が進み、このごろはクセの少ないピーマンが増えてきました。また、加熱によって食べやすくもなりますから、少しずつ慣れてほしいものです。

ピーマンには、ビタミンA、C、そしてEなどが豊富です。肉との相性がよいので、スタミナ食、夏バテ知らずの野菜ともいわれます。油といっしょだと、ビタミンAの吸収が高まります。けれども最近はむしろ油の過剰が問題になる時代、できるだけ少なめの油での調理を心がけたいものです。

ピーマンにはカリウムが多くナトリウムが少ないので利尿作用があり、腎臓の掃除をしてくれます。また、食物繊維も豊富です。ピーマン独特のにおいの成分には、血栓を予防する効果が期待されています。

■カラフルで大型のパプリカは、サラダやいため物、ピクルスなどの漬物にも。

ピクルス液は、酢と砂糖を煮立たせ、冷ましてからローリエ、粒コショウ、クローブ(丁子)、トウガラシ、ニンニクなどの香辛料から好みのものを加えて作ります。パプリカ、キュウリ、セロリ、ダイコン、ニンジンなどの野菜を、軽く塩をまぶし水分を抜くか、熱湯をくぐらせてから漬けます。お湯でもどした干しブドウを入れると、自然な甘味と酸味がつきます。パプリカの皮をむく場合は、焦げ目がつくまで焼き、焦げたところをていねいにむきます。

地球温暖化や東日本大震災による原発事故後、ビルや家庭で緑のカーテンと称して、

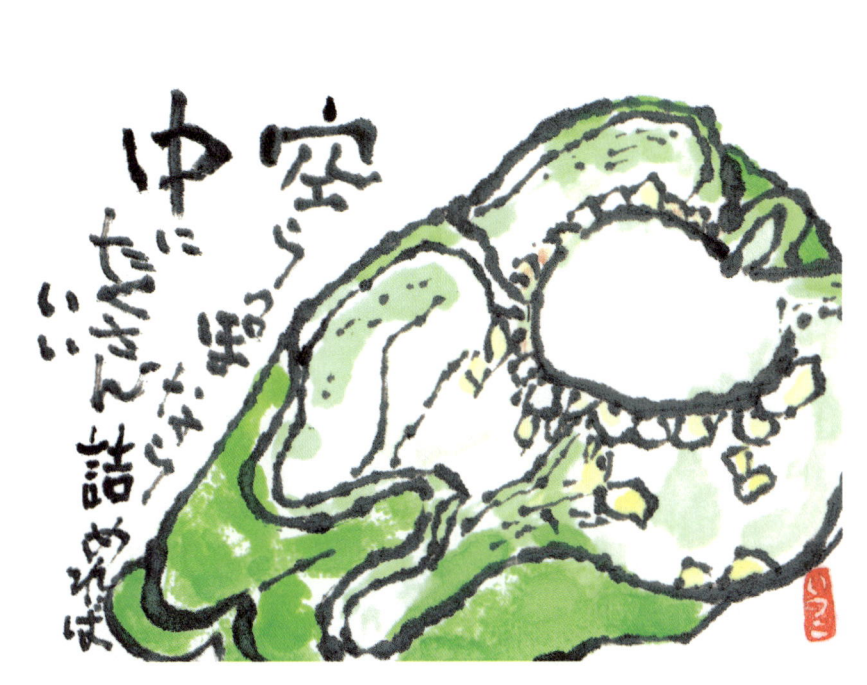

空らっぽなら
中に
たくさん詰めれば
いい
いつこ

ゴーヤを植えるようになりました。日除け効果がはっきりとわかることから、市役所や学校など、公的施設でも**ゴーヤ**を植える取り組みが進んでいます。

ゴーヤの植物名は「ツルレイシ」。ニガウリ、ゴーヤーとも呼ばれます。中国名は「苦瓜」。「涼瓜」とも書きます。「涼瓜」の名前のように、身体にこもった熱を冷ますので、夏バテ防止の野菜として知られています。**ゴーヤ**に豊富に含まれるビタミンCは熱によっても壊れにくいという特徴があります。ビタミンCは、免疫機能を高め、疲労回復に役立ちます。また、モモルディシンなどの苦味の成分は、食欲を増進させ、血糖値を安定させるなどの働きがあるといわれます。

■〝**ゴーヤ**おかか〟の作り方を紹介します。**ゴーヤ**を二つ割りにし、タネを除き、うすくスライスします。ほんの一瞬、熱湯をくぐらせ、水につけ、ザルにあげ、水気をしぼり、しょうゆとたくさんの削り節で食べます。毎日でも食べられる簡単おかずです。

■**ゴーヤ**チャンプルーには沖縄独特のシマ豆腐が用いられます。木綿豆腐を用いる場合は、ラップをしないで、半丁で2分間くらい電子レンジにかけ、水切りをします。

完熟すると、皮は黄色になり、タネが出てきます。タネは仮種皮と呼ばれる真っ赤なゼリーのようなものでおおわれています。甘みがあるので、おやつとして食べる地域もあります。

ゴーヤと豚肉の みそいため

(1人分)
エネルギー (kcal)　268
塩分 (g)　1.9

●材料 (2人分)

ゴーヤ……………………………小1本
豚肉 (モモ) うす切り………150グラム
かたくり粉…………………小さじ2
(大さじ1の水でとく)
油……………………………大さじ1
A (ショウガ1かけすりおろす　しょうゆ・油各小さじ1)
B (みそ・酒各大さじ1弱　しょうゆ・砂糖各小さじ1
ニンニク1/2かけすりおろす)

●作り方

1、豚肉を細切りにし、Aを加え、水溶きかたくり粉を混ぜる
2、ゴーヤを縦2つに切り、スプーンでタネとワタを除き、横に5ミリの厚さに切り、熱湯で2分ほどゆで、お湯をきる
3、フライパンに油をしき、**1**をいため、火がとおったら、**2**を加えていため、Bをまわしかける
※ゴーヤーの苦味を減らすには、ワタをしっかりとる、塩をふって10分ほどおく、熱湯でゆでるなどします

ピーマン●主な栄養成分
カリウム、マグネシウム、リン、カロテン 、ビタミンE、B_1、B_2、ナイアシン、ビタミンB_6、葉酸、ビタミンC、食物繊維
エネルギー　22kcal/100g
☆ビタミンCが多い　赤ピーマン170㎎/100g　青ピーマン　76㎎/100g
☆においの成分はピラジンで、血栓予防の効果がある
☆辛味成分のカプサイシンも少量含まれる

ゴーヤ●主な栄養成分
カリウム、カルシウム、マグネシウム、カロテン 、ビタミンC、食物繊維
エネルギー　17kcal/100g
☆苦味成分はフラボノイドの1種のククルビタシン類であるモモルディシンやチャランチンで、胃液分泌促進、肝機能を高める、血糖値を下げるなどの効果がある
☆ビタミンCが多い、76㎎/100g

ナス

メタボの人におすすめ

ナスはどれだけ油を吸うの？　試してみました。

　フライパンに油をしき、1個100グラムの**ナス**を二つ割りにして焼いたところ、大さじ3の油をペロリと飲み込んでしまいました。

　何といっても、油はカロリーが高いので、用心しようと思いました。焼き**ナス**や蒸し煮、漬物など、素朴な味もいいですね。

　ナスの紫色はナスニンという色素で、ポリフェノールの仲間です。ナスニンは水に溶けるため、煮物などにするとその色が流れ出します。初めてのひとり暮らしで、**ナス**のみそ汁を作ったとき、お湯が紫色になってびっくりしました。これって着色料が使われているのではと、母に手紙を書いた思い出があります。**ナス**のポリフェノールなどが、がんをやっつけるのではなどと、さまざまな研究がすすめられています。

漢方では**ナス**を茄子《かし》といいます。身体の熱を冷ます、血液をサラサラにする、痛みを止める、むくみに効くなどの働きがあるとされています。

身体にこもっている熱を冷ますので、高血圧気味でのぼせの強い、いわゆるメタボの人によい食材です。**ナス**にはいっしょに食べた食品のコレステロールと結びつき、コレステロールが吸収されるのを防ぐ働きがあるといわれます。

■**ナス**の黒焼きは、歯茎の腫れや口内炎に効果があるといわれています。

完熟した**ナス**を、ヘタや皮をつけたままアルミホイルに包み、真っ黒になるまで蒸し焼きにし、くだいて粉末にし、歯茎をマッサージしたり、患部に塗ったりします。

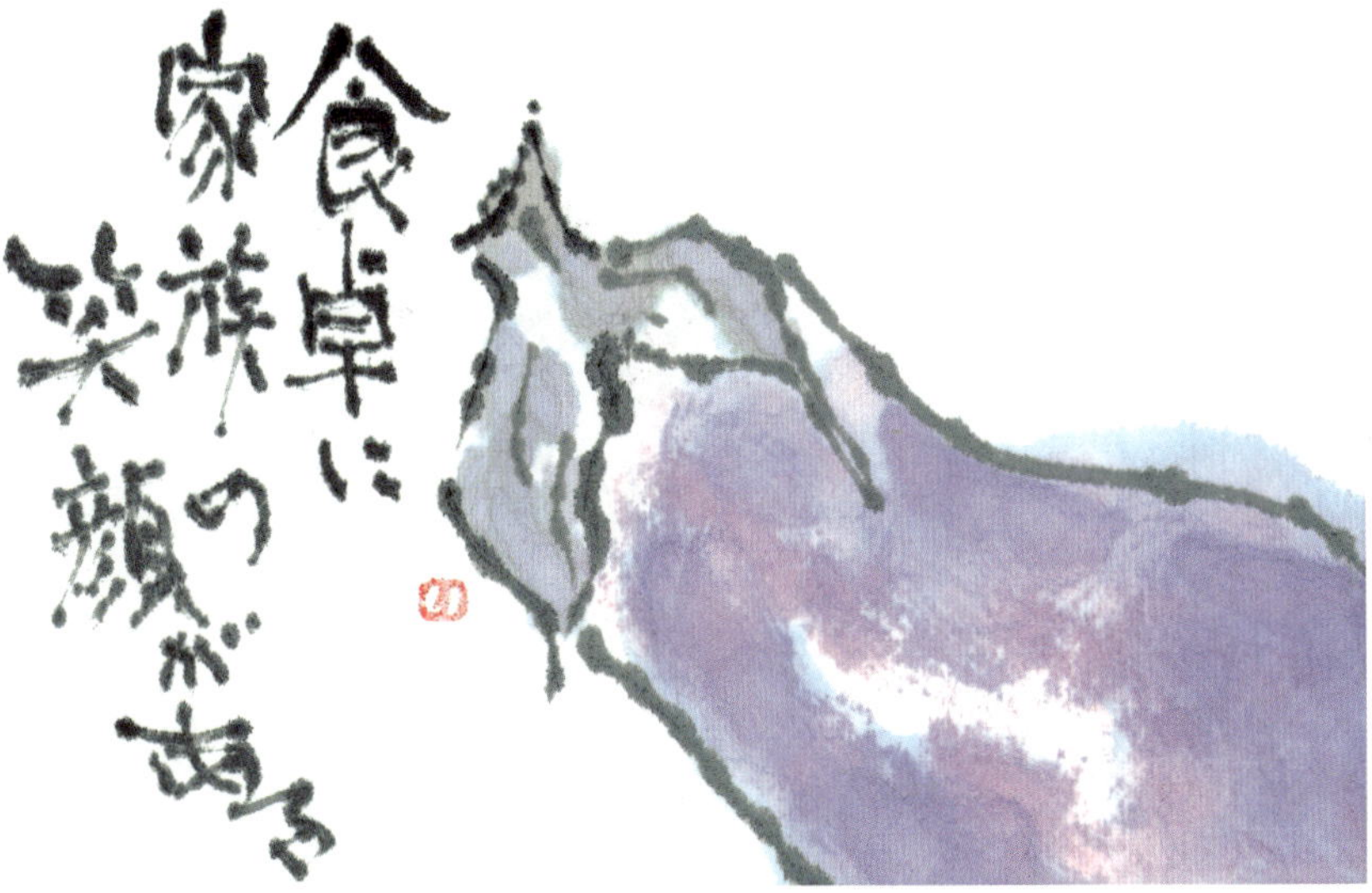

「秋ナスは嫁に食わすな」には、さまざまな解釈があります。秋になると、ナスの身がしまり、皮がうすくなるので、おいしくなります。嫁いびりで食べさせたくないという意味が一つ。

食べ過ぎて身体が冷えては大変と、嫁を思いやる気持ちがこのことわざを生み出したともいわれます。嫁というのはネズミのことだという説も。

ナスの家庭料理は世界中にあります。

■大きめのナスを縦に厚めにスライスしてオリーブ油で少しいため、ピザ用のチーズをのせてオーブンで焼くとイタリア風になります。

■ナスのトマト煮、ナス入りカレー、マーボーナスなどはいかがでしょう。肉類との相性がいいので、ひき肉といためてもおいしくいただけます。

■ナス、キュウリを輪切りにし、塩をまぶし、5、6分してから水分をしぼり、溶きガラシとしょうゆで味をつけ、ミョウガをちらすと、簡単な漬物になります。

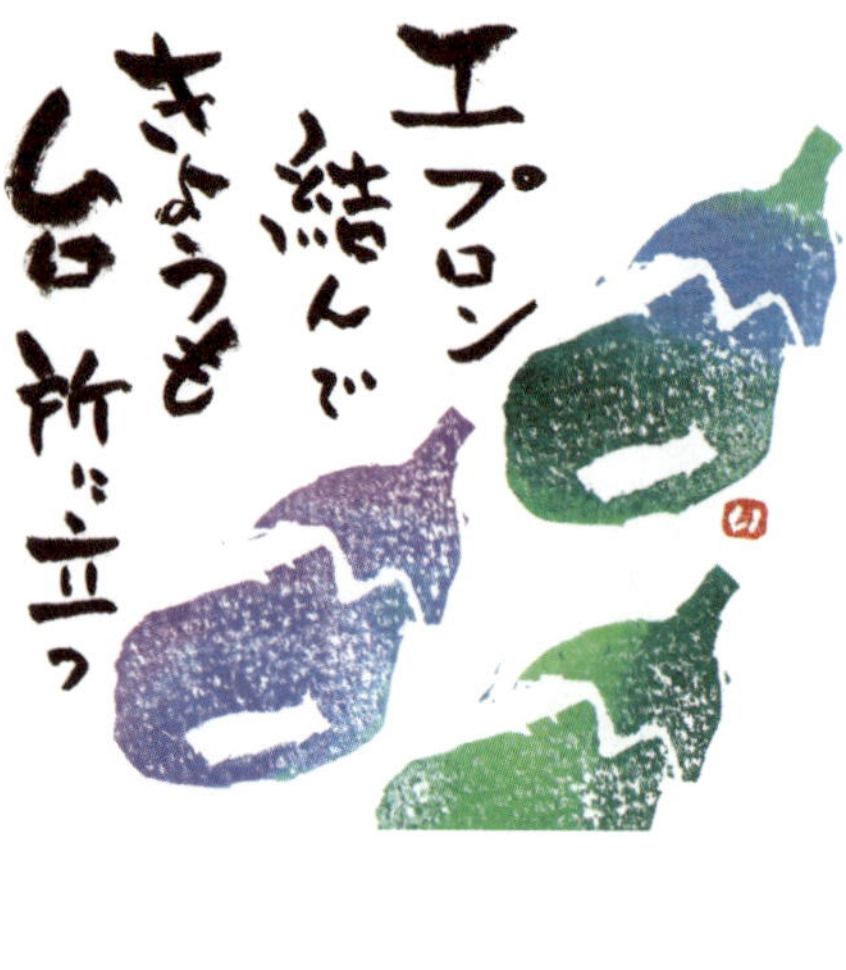

ナスの南蛮漬

●材料

ナス……………３個
タマネギ………半個
ニンジン………４センチ
キュウリ………１本
油…………大さじ２
Ａ（しょうゆ・酢各1/3カップ、みりん・酒・水各1/4カップ、砂糖大さじ２、ゴマ油小さじ１、豆板醤小さじ１弱、ラー油２～３滴）

●作り方

1、Ａの材料を混ぜ、ひと煮立ちさせてから、冷まし、プラスチック容器などに入れる
2、タマネギは横にうす切りし、においが苦手な方は、水にさらし、ザルで水をきる
3、ニンジンは皮をむき、せん切りに。キュウリもせん切りにする
4、ナスは、縦２つに切り、皮に格子状の切れ目を入れ、４センチくらいに切る
5、フライパンに油を入れ、ナスを焼き、火が通ったら、**1**に入れ、その上に**2**と**3**を重ね、ひたるようにし、１晩以上おく

※冷蔵庫で５日くらいは保存できるので常備菜に

ナス●主な栄養成分
カリウム、カルシウム、マグネシウム、ビタミンK、葉酸、食物繊維
エネルギー　22kcal/100g
☆ナスニンは皮に含まれるアントシアニン系の色素で、ポリフェノールの１種。コレステロールの酸化を防ぐ、老化、がん化を防ぐ作用がある
☆アク成分はクロロゲン酸で、ポリフェノールの１種。抗酸化作用があり、老化防止の働きがある

オクラ、トウガン

暑さを乗り切る

「エッ、これが**オクラ**の花！」　**オクラ**の花を見たことがありますか。まるでハイビスカスのように豪華です。花は黄色で、朝に咲いて、午後にはしぼんでしまいます。果実は、花が咲いてから4～5日で収穫できます。槍《やり》が天をつくような姿で実がなるのを見たときは、驚きました。**オクラ**は「レディースフィンガー」とも呼ばれます。気取った淑女の指を想像してみてください。なんとなくうなずけますね。

オクラは、納豆やヤマイモとともに「三ねり」の一つです。ヌルヌル、ネバネバが特徴で、暑い夏を乗り切る健康野菜です。

ネバネバの素は食物繊維の一つであるペクチンで、整腸作用があります。

ペクチンには血中コレステロールを減らし、血圧を下げる働きなどがあるともいわれます。また、ネバネバの素のムチンには、たんぱく質の吸収を助ける働き、胃粘膜の保護、整腸の働きなどがあります。

そのほか、カロテン、ビタミンB_1、B_2、C、カルシウム、マグネシウム、カリウムなどの栄養素が含まれます。

■表面の毛を除くには、指で塩もみします。パンクしないように、ちょっと空気抜きの包丁を入れ、1分ほどゆで、冷水で冷まします。うすく輪切りにしてかき混ぜると、ぬめりが出て、独特の味わいがあります。さっと煮たり、焼いたりして、煮魚や焼き魚のつけ合わせにもします。

■**オクラ**の白あえは、色もきれいです。簡単白あえは、ビニール袋に水を切った木綿豆腐半丁、砂糖・みりん各大さじ1／2、白みそ小さじ1、すりゴマ大さじ2を入れ、

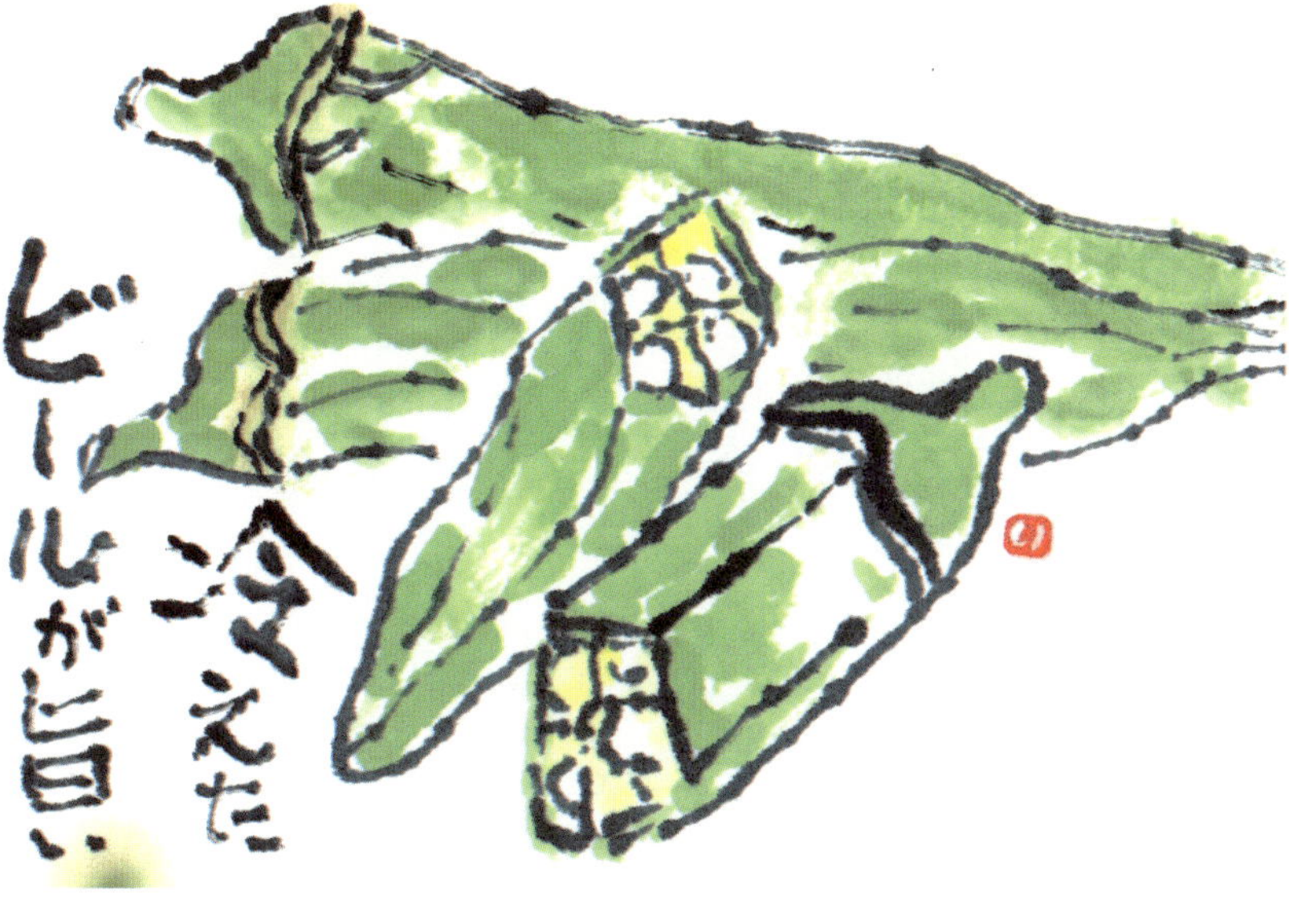

こねるようによく混ぜます。ゆでて食べやすい大きさに切り、めんつゆなどで下味をつけたオクラを混ぜればできあがりです。

トウガンは夏野菜です。漢字で書くと「冬瓜」なのは、なぜでしょう？ 熟すと冬まで保存できるので、そう呼ばれます。別名はカモウリ、トウガともいいます。「瓜」の字は、「瓜《うり》にツメあり、爪《つめ》にツメなし」と覚えると便利です。ちなみに、「瓜」の字がつく野菜は、胡瓜《きゆうり》、苦瓜《にがうり》、南瓜《かぼちや》などがあります。

トウガンが熟すと、白い粉をふいたようになります。大きさも半端ではなく、重さが10キロ以上のものも。低カロリーなので、ダイエット食材としても注目されています。

漢方では、古くから、のぼせ、夏バテ、のどの渇き、糖尿病などに用いられてきました。むくみやぼうこう炎などに使われた記録もみえます。

■縦二つに割り、タネを除き、皮を厚くむき、さっとゆで、お好み焼き、カレー、スープなどに用います。さっぱり味なので、豚肉、鶏肉、カニ、干しエビなどを好みで入れ、あんかけ風に調理するとおいしくなります。

トウガンのタネは冬瓜子《とうがし》、冬瓜仁《とうがにん》などと呼ばれ、漢方薬の材料になります。利尿、せきを止める、痰《たん》を除く働きがあります。排膿作用があるので、漢方ではよく虫垂炎に用いる処方に配合されています。

麻婆トウガン

●材料（２人分）
木綿豆腐………………2/3丁
トウガン…………豆腐と同量
豚ひき肉………………100グラム
ネギ………………………半本
ショウガ・ニンニク各１かけ
油……………………大さじ１
Ａ（みそ・酒各小さじ２、しょうゆ大さじ１弱、
砂糖小さじ１、水カップ1/2、豆板醤小さじ１、ラー油少々）
かたくり粉…小さじ１（小さじ２の水で溶く）

（1人分）
エネルギー（kcal）　293
塩分（g）　2.4

●作り方
1、トウガンはタネを除き、厚めに皮をむいて1.5センチ角に切り、２分ほどゆでる。豆腐は水切りし、1.5センチ角に切る
2、ネギ・ショウガ・ニンニクはみじん切りにし、油でいため、ひき肉を加えていため、トウガンを加えて、さらにいためる
3、Ａと豆腐、**2**をよく混ぜ、煮る。水溶きかたくり粉でとろみをつける

オクラ●主な栄養成分
カリウム、カルシウム、マグネシウム、リン、カロテン、ビタミンK、B_1、B_2、葉酸、食物繊維
エネルギー　30kcal/100g
☆ネバネバの成分であるペクチンやムチンは、水溶性食物繊維。整腸、血糖値の上昇を防ぐ、コレステロールの吸収を抑える働きがある

トウガン●主な栄養成分
カリウム、カルシウム、葉酸、ビタミンC
エネルギー　16kcal/100g
☆カリウムには利尿作用があり、高血圧予防、むくみ防止に役立つ
☆果肉に含まれるサポニンには、がん予防の効果、ダイエット効果などがある

ニンジン、柿の葉

夏の疲れをとる

おいしいニンジンジュースは、いかがでしょうか？

もう、20年ほど前になりますが、私は不思議な体験をしました。ニンジンジュースを飲みはじめてから、息子の鼻血が止まる、娘ののどの腫れがひく、私の手足が温かくなったりしたのです。

友人にすすめると、「視力が回復した」、「便通がよくなった」、「疲れなくなった」、「肌がきれいになった」、「風邪をひかなくなった」など、寄せられたのは、いいことずくめの報告でした。

ニンジンジュースは「青汁」に対し「赤汁」と呼ばれます。疲れをとるスタミナドリンクです。１人あたりの飲む量の目安は、１５０～３００ミリリットルです。

漢方の薬物書にも、ジュースにして飲んだ記録があり、ニンジンは「益あって損なし」

と評価されています。

ニンジンに多いベータ・カロテンは、体内でビタミンAに変化します。ビタミンAは肌あれ、夜盲症、視力の回復などに役立ち、のどや鼻などの粘膜を丈夫にします。

ベータ・カロテンが、がんに効くのではないかと実験が行われましたが、答えはノー。単一の成分での実験では、否定的な結果がでることが多いのです。野菜やくだものは、たくさんの成分が含まれるのが、いいのかもしれませんね。

ニンジンには、鉄分やカルシウムなどのミネラルのほか、ビタミンB_1、B_2、葉酸、Cなど多くのビタミンが含まれています。
■ニンジンのめんたいこあえは、ニンジンをせん切りし、油でいためてから火をとめ、ほぐしたタラコあるいは辛子めんたいこを

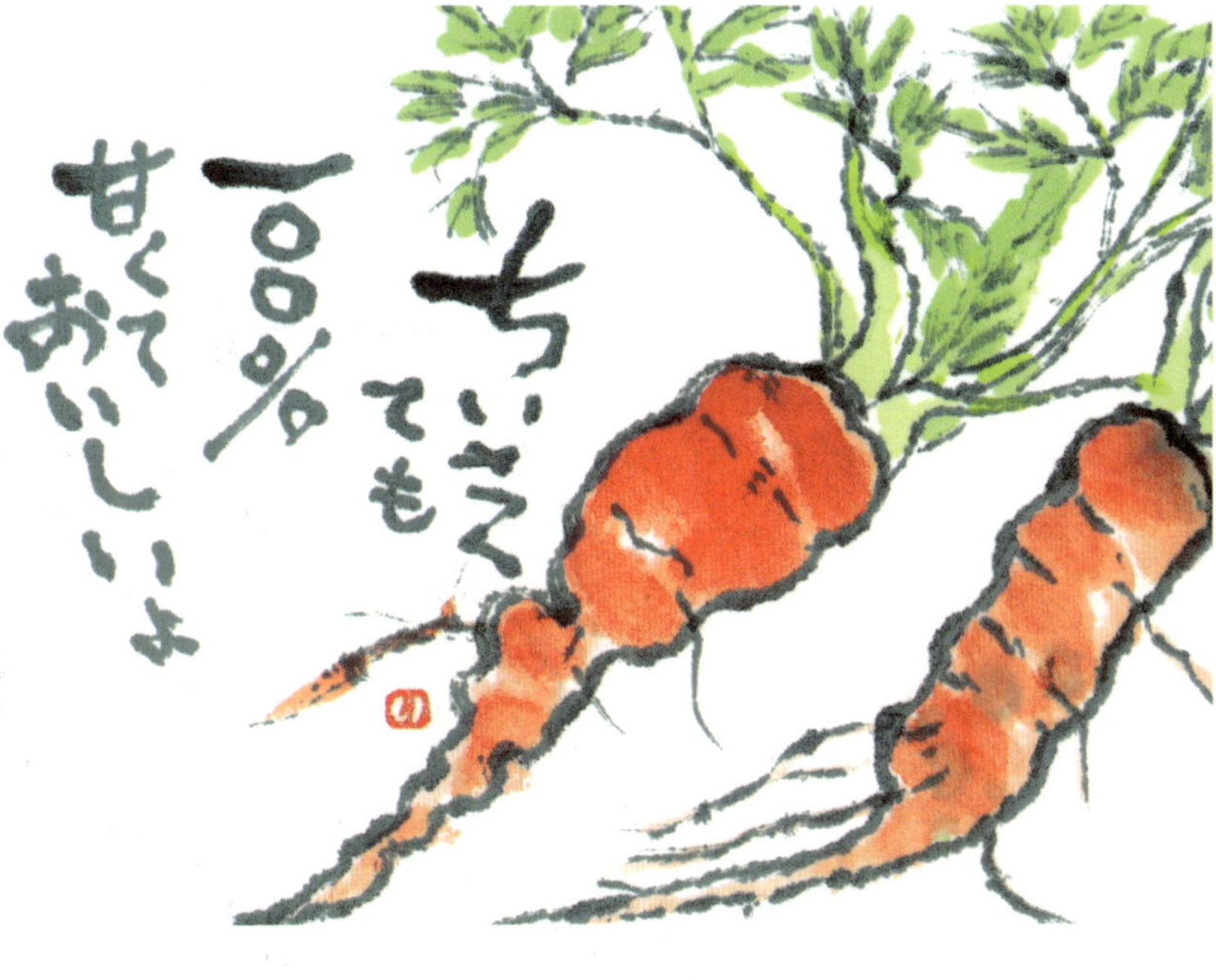

余熱でからめます。塩、コショウ、あるいは酒としょうゆで少し味をつけてもおいしく召し上がれます。

■**ニンジン**をピーラーなどで、うすくひらひらと削って塩を少々ふりかけ、水気をしぼってから、ドレッシングをかけていただくのも、目先が変わった食べ方です。

■ビタミンCをとるなら、**柿の葉**茶がおすすめです。

80～100度のお湯を注ぎ、10～15分待ちお茶がわりに飲みます。疲労回復、せきやのどの痛みが止まるなどの効果が期待されています。

柿の葉には、ビタミンC以外に、ポリフェノールの一種のアストラガリンが含まれています。抗アレルギー作用があり、花粉症対策に有効です。

■**柿の葉**茶の作り方を紹介します。

6～10月ころ、午前11時～午後1時ごろに若葉を採るとよいと言い伝えられています。

採った葉は、2～3日陰干ししてから、3分間蒸し、ザルに広げて、ふたたび陰干ししてから、細かく刻みます。蒸すことで美しい緑色を保存し、ビタミンCの酸化を防ぐことができます。

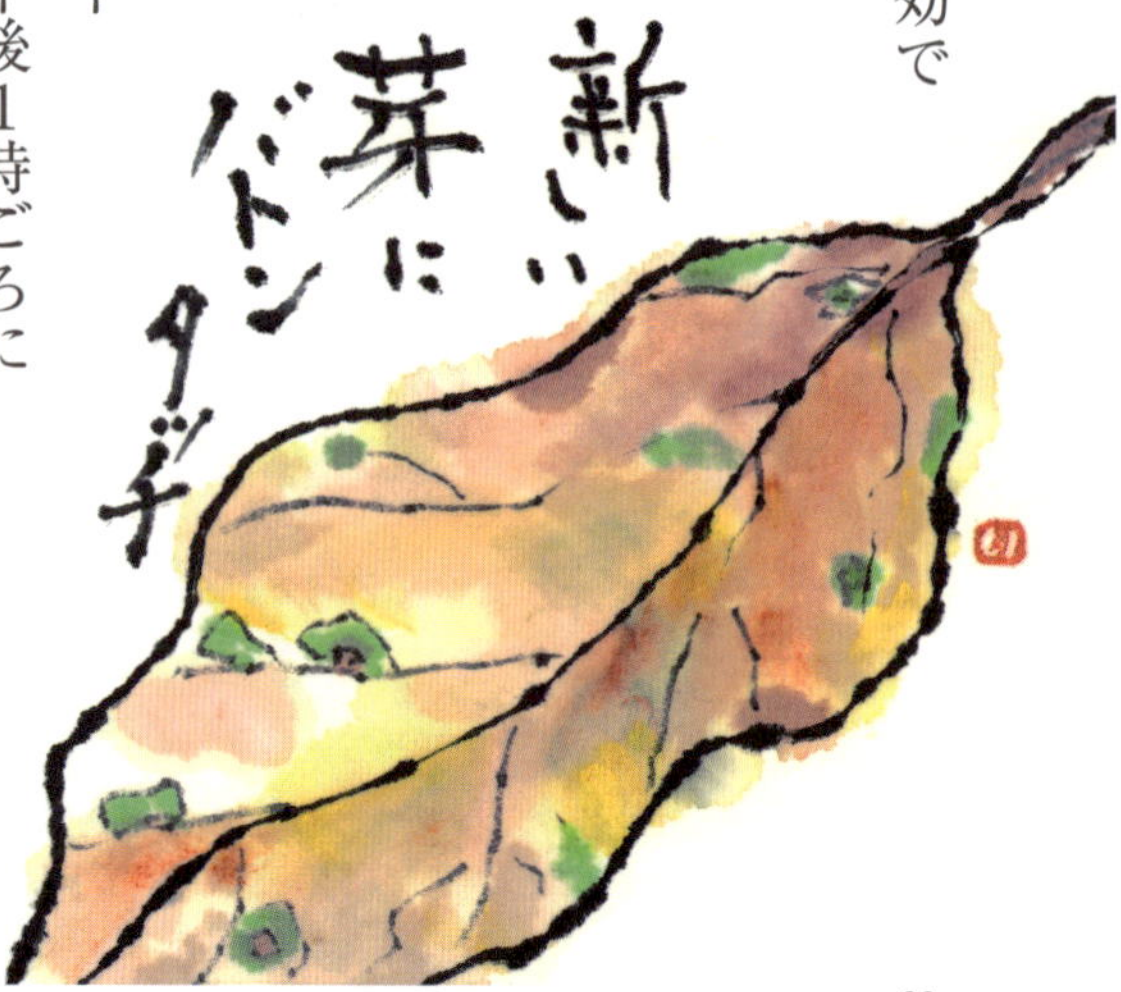

ニンジンジュース

●材料（できあがり300ミリリットルの分量）

ニンジン…………………… 2～3本
リンゴ……………………………… 半個
レモン（あれば）…1/3～1/4個

エネルギー（kcal）　99
塩分（g）　0.1
備　考　・2人分として計算
　　　　・ミキサーで、布でこさない場合として計算

●作り方

❖ジューサー使用の場合

1、ニンジンはよく洗い、皮をむき、適当な大きさに切る
2、リンゴは芯をとり、適当な大きさに切る
3、レモン、ニンジン、リンゴをジューサーにかける

❖ミキサー使用の場合

ミキサーが回る程度の水か、リンゴジュースを入れ、小さめに切ったレモン、ニンジン、リンゴをミキサーにかける。飲みにくい場合は、布でこす

※無農薬の場合は、よく洗い、皮はむかない
※リンゴの少ない季節は、リンゴの量を減らしても

ニンジン●主な栄養成分

カリウム、カルシウム、鉄、亜鉛、カロテン、ビタミンB_1、B_2、B_6、葉酸、食物繊維

エネルギー　37kcal/100g

☆西洋ニンジンには、オレンジ色のβ-カロテンが多い。免疫力を高め、がん予防に効果があるとされる
☆東洋系ニンジンには、赤色色素のリコピンが含まれる。抗酸化作用があり、がん予防に役立つ

柿の葉●主な栄養成分

カリウム、ビタミンC

☆アストラガリンはポリフェノールの1種で、抗アレルギー作用がある
☆抗酸化作用のあるビタミンCは1000㎎/100gともいわれる。美肌効果、風邪や高血圧予防効果がある

ニンニク

血管の老化防止も

２０１０年の上海万博の会場では、警備にあたる警察官に、「出勤前に、ニンニクなどを食べてはいけない」というニンニク禁止令が出されたといいます。口臭がエチケットに反するというわけですが、１人当たりのニンニク消費量はどのくらい？　中国も韓国も、日本の20～30倍だそうです。

わが国では、『古事記』の時代からニンニクの記録がありますが、食養生や仏教の方面では「五葷《ごくん》」といって食べてはいけない野菜になっていました。古代ギリシャでもニンニクのにおいが嫌われ、ニンニクを食べた人は神殿への出入りが禁止されていたそうです。

ニンニクのにおいの素はアリシンで、疲労回復に役立つビタミンB_1が腸から吸収されるのを助けます。豚肉、豆類、ウナギなどは、ビタミンB_1を多く含むので、ニンニクといっしょに食べるといい食材です。

ニンニクは、アメリカ国立がん研究所が出した、抗がん効果が期待できる食品のトップに位置している野菜です。**ニンニク**を食べると、前立腺がん、胃がん、大腸がんが予防できるのではと、研究も行われています。

ドイツでは、血中脂肪を下げる、血管の老化を防ぐ働きがあることから、**ニンニク**製剤を治療目的で使うことが認められています。

カツオのたたきには、**ニンニク**、ショウガ、ネギなどの薬味が合います。薬味には、魚のくさみ防止という意味もありますが、食中毒の予防効果も期待されています。

そんなによい食べものなら、もっとたくさん食べたいと思いますが、食べ過ぎると胃腸の調子が悪くなる、貧血になるという報告もあります。漢方の古い薬物書にも「多く食すれば人の面をして色なからしむ」と書かれ、

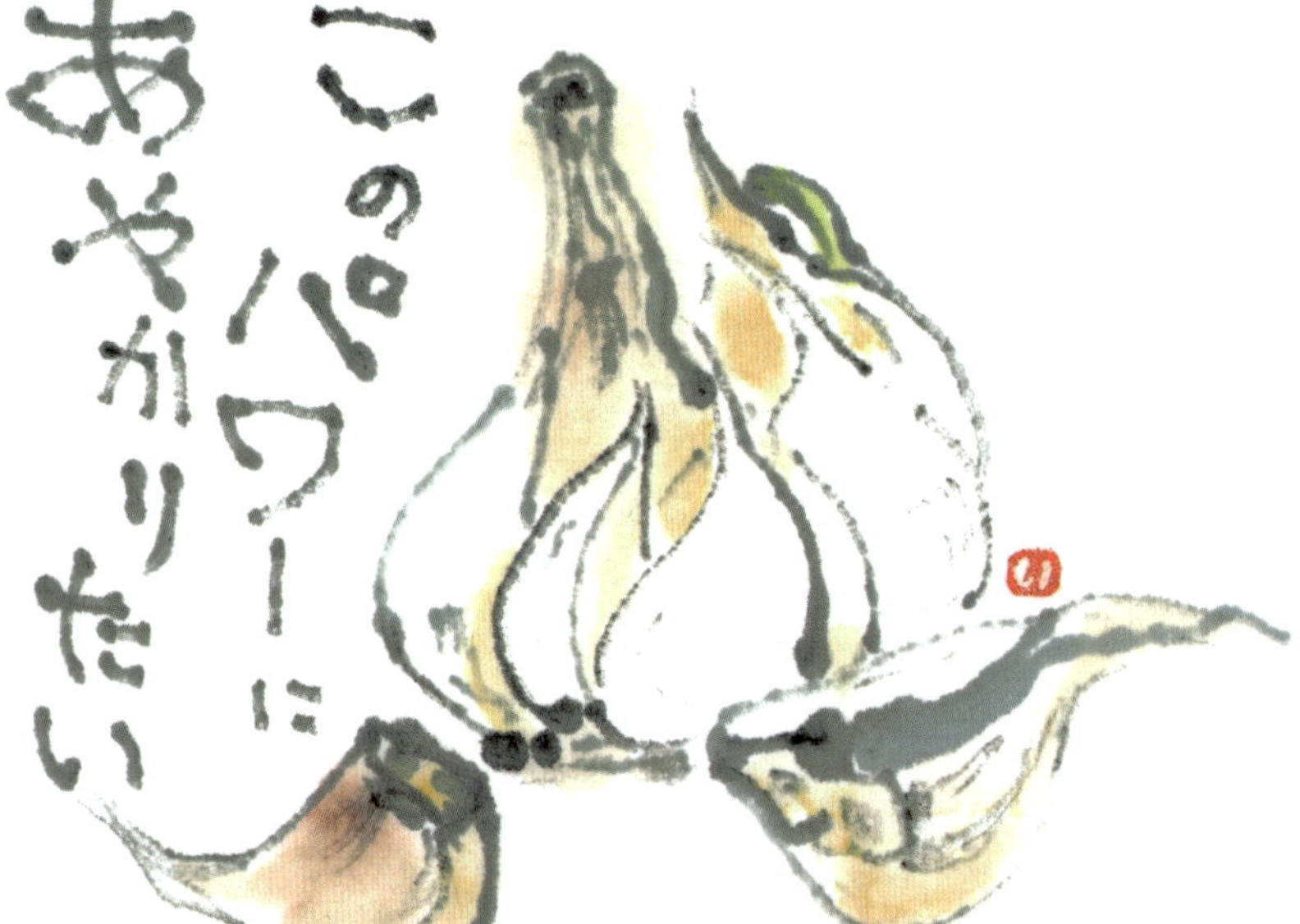

貧血になることがわかっていました。ビタミンなどをつくる有用な腸内細菌まで抑えられるためと考えられています。毎日続けて生で食べる場合は少量にしたほうがよさそうです。加熱すればたくさん食べても大丈夫です。

また、ニンニクは、ワルファリン、アスピリンなど血液凝固に関係する薬の働きを強める恐れがあるので、そのような薬を服用中の方は、ニンニクを避けてください。

■ニンニクのしょうゆ漬けは作っておくと便利です。

しょうゆに、うすかわをむいたニンニクを漬けるだけです。しょうゆを沸騰させる、あるいはしょうゆと酒を2対1で配合するなどしてからニンニクを漬けると、長く保存できます。しょうゆは調味料として使えますし、ニンニクも刻んで薬味やいため物に加えるなどします。

■ニンニクをオリーブ油に漬けたものは、ニンニクの香りが油にうつって香りが楽しめるので、生でドレッシングなどに用いるといいでしょう。

■ニンニクはジャガイモやベーコンとの相性がよく、いため物にすると香りのよい一品になります。ニンニク5かけを半分にし、芽を取り除きます。オリーブ油大さじ2にニンニクを入れ、火にかけて低温でいため、5ミリ厚さに切ったジャガイモを並べ焼き色がつくまでゆっくりといためます。ジャガイモに火が通ったら、余分な油をキッチンペーパーで吸い取り、1センチ幅に切ったベーコンを入れていため、塩コショウで味をととのえます。盛りつけたら、みじん切りのパセリ、または小口切りした万能ネギをのせます。

ガーリックトースト

●材料（２人分）

食パン（６枚切り）………２枚
オリーブ油……………大さじ２
ニンニク…………………１かけ
バター………………………２センチ
パセリ（乾燥品でも）……適量
粉チーズ……………………適量

（１人分）
エネルギー（kcal）　431
塩分（g）　1.2

●作り方

1、１枚の食パンを横に２つに切り、４枚にする
2、オリーブ油を平らな皿に入れる
3、ニンニクの半分はすりおろし、半分はみじん切りにする。パセリもみじん切りに。**2**に混ぜ皿全体に広げる
4、バターは５ミリの厚さに４枚に切る
5、食パンの片面を**3**にひたし、**4**をまん中にのせ、粉チーズをふりかけ、オーブントースターなどで焼き目がつくまで焼く
※パンは厚切りのバゲットでもよい

ニンニク●主な栄養成分
カリウム、リン、ビタミンB_1、B_2、B_6、葉酸、食物繊維
エネルギー　134kcal/100g
☆辛味成分のアリシン（硫化アリル）は体内でビタミンB_1と結合し、疲労回復効果がある

ダイズ、ヤマイモ

血糖値が気になる人に

健康診断で、初めて腹囲を測定されました。自然とおなかをへこませている自分に気づき、ちょっとおかしくなりました。健診で糖尿病予備軍といわれた方も多いのではないでしょうか？　ウォーキングなどがんばっていますか？　そういう私は、月に１～２回、里山歩きをするくらいです。

食事をすると血糖値が上がります。食材によって、急に血糖値が高くなるものとゆっくりのものがあります。それらを組み合わせることで安定した血糖値にするのが理想の食事といわれます。

洋の東西を問わず、伝統的な料理には血糖値を安定させる、よい組み合わせがかくれています。

ダイズは、炭水化物の消化と吸収をゆっくりにし、食後の血糖値を安定させるいち押しの食材です。１５００年も前の漢方の本には、

ダイズを糖尿病の治療に用いたことが書かれています。今では**ダイズ**を食べると腸から信号が出て、血糖値を下げるホルモンであるインスリンの分泌がよくなることや、**ダイズ**中に含まれるクロムがインスリンの働きに関係することもわかってきました。

■ひたし豆の作り方をご紹介しましょう。

鍋に、水洗いした**ダイズ**100グラム、水カップ3、塩小さじ1／2を入れ、ひと晩ほど漬けます。そのまま中火にかけ、30分～1時間煮ます。煮ている間に水が少なくなったら、さし水をします。好みのやわらかさになったら、**ダイズ**をザルにあげ、漬け汁（しょうゆ大さじ1、みりん・酒・酢各大さじ2をひと煮立ちさせ、冷ます）に漬けます。

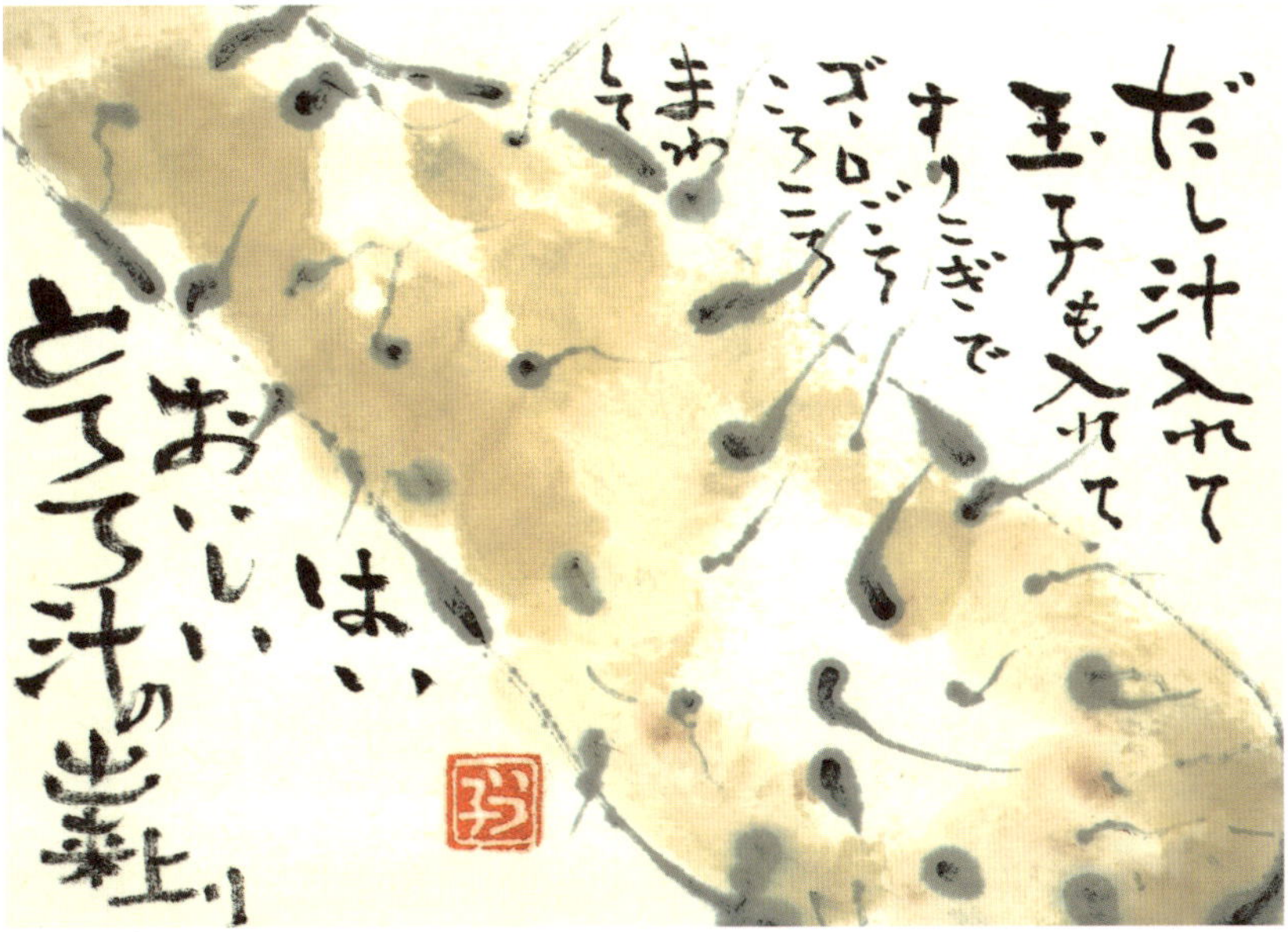

■ダイズを丸ごと摂取するにはきなこが便利です。きなこ飴は、きなこ80グラム、黒砂糖80グラム、いりゴマ（黒）15グラム、塩少々を用意します。鍋に水大さじ３強、黒砂糖、塩少々を入れ火にかけ、砂糖が溶けたら火を止めます。きなこ40グラムとゴマを入れ、よくこねます。残りのきなこを加えてさらにこね、棒状に伸ばし、包丁で食べよい大きさに切ります。おやつやお出かけのお供にどうぞ。

一般的にいう**ヤマイモ**は、ナガイモ、イチョウイモ（ヤマトイモ）、ツクネイモなどの総称です。**ヤマノイモ**と呼ばれるのは、自《じ》然薯《ねんじょ》のことで、どちらも「とろろ」を作るイモなので、とろろイモとも呼ばれます。漢方では**ヤマイモ**もヤマノイモも山薬《さんやく》といいます。糖尿病などに用いる八味丸《はちみがん》、六味《ろくみ》丸《がん》などの漢方薬に使われています。山薬には消化不良、食欲不振、せき、痰《たん》、頻尿などをやわらげる働きのほか、足腰をじょうぶにする、口の渇きを癒やすなどの働きが漢方の本に書かれています。ネバネバの成分には血糖値を下げる働きがあるといわれます。

■〝ふわふわ汁〟はいかがですか？　昆布と削り節で濃いめのだしをとったすまし汁（だし汁３００ミリリットル、酒・みりん各小さじ１／２、しょうゆ小さじ１、塩適量）を煮立てます。すりおろしたとろろイモをスプーンですくって鍋に入れ、ひと煮立ちさせ、ふわっと浮いてきたら、おわんに盛り、青のりを散らします。ナガイモを使うときは卵白を混ぜるとふわふわになります。

ナガイモの豚肉ロール

●材料（２人分）

ナガイモ……………………………６センチ
豚肉（バラうす切り）６枚（約100グラム）
小麦粉…………………………小さじ１
梅干し……………………………１個
塩・コショウ………………………少々
Ａ（しょうゆ・みりん各小さじ２、レモン汁小さじ１）

（1人分）
エネルギー（kcal）　246
塩分（g）　2.2

●作り方

1、ナガイモの皮をむき、１センチ厚さに切り、耐熱皿に並べ、ラップをし、電子レンジ（600ワット）で約１分半加熱する

2、豚肉の片面に塩コショウをし、小麦粉をまぶし、**1**を巻く

3、フライパンを熱し、**2**を両面焼き、肉に火が通ったら皿に盛りつける

4、梅干しのタネを除き、刻み、すりつぶし、Ａとよく混ぜ、**2**にのせる

ダイズ（全粒・乾燥）●主な栄養成分

たんぱく質 35.3g、脂質 19.0g、カリウム 1900 mg、カルシウム 240 mg、鉄 9.4 mg、ビタミン B_1、B_2、E、食物繊維 17.1g

エネルギー　417kcal/100g

☆ダイズレシチンはコレステロールの上昇を抑える

☆ダイズサポニンには、抗酸化作用がある

☆ダイズイソフラボンは更年期障害の改善に役立つ

ナガイモ●主な栄養成分

カリウム 430 mg/100g、ビタミン B_1、パントテン酸、食物繊維

エネルギー　65kcal/100g

☆ぬめり成分のムチンは、たんぱく質の消化吸収を助ける。滋養強壮作用がある

☆ぬめり成分のデオスコランには、血糖降下作用がある

カボチャ

身体を温め、虚弱体質改善も

冬至にカボチャを食べると、脳卒中や風邪の予防になるといわれます。カボチャは冬至のころに多いのでしょうか？　実際は、夏から秋にかけてが、国産カボチャの旬で、その流通量が最も多いのは9月です。冬至のころになると、国産カボチャよりも輸入もののほうが多くなります。

冬至にカボチャという意味は、昔は、保存がきくカボチャで冬の栄養のバランスをととのえたということのようです。

中南米原産のカボチャが世界中に広まったのは、コロンブスの「新大陸発見（１４９２年）」以後のことです。カボチャ同様に世界中を猛スピードで駆け巡ったのは、トウモロコシ、ジャガイモ、トウガラシなどです。

カボチャは大きく3種類に分類されます。日本カボチャ、西洋カボチャ、ペポカボチャです。生産量のほとんどが西洋カボチャで、甘みが多いので、女性に人気です。日本カボチャは、甘みが少なく、しょうゆと相性がよく、煮くずれしにくいので、煮物に向いています。ペポカボチャには、そうめんカボチャやズッキーニなどが含まれます。

カボチャには身体を温める働きがあり、冷えや虚弱体質を改善するといわれます。病気で体力が落ちたときには滋養強壮の妙薬になります。１００グラムあたりのカロリーは、西洋カボチャが91キロカロリーで、日本カボチャは49キロカロリーです。西洋カボチャのカロリーはジャガイモやサトイモより高く、トウモロコシとほぼ同じですから、主食の代用にもなる反面、糖質のとりすぎに気をつけましょう。

抗酸化作用のあるベータ・カロテンが大変多く、とくに西洋カボチャに多く含まれます。ベータ・カロテンは吸収されたあと、ビタ

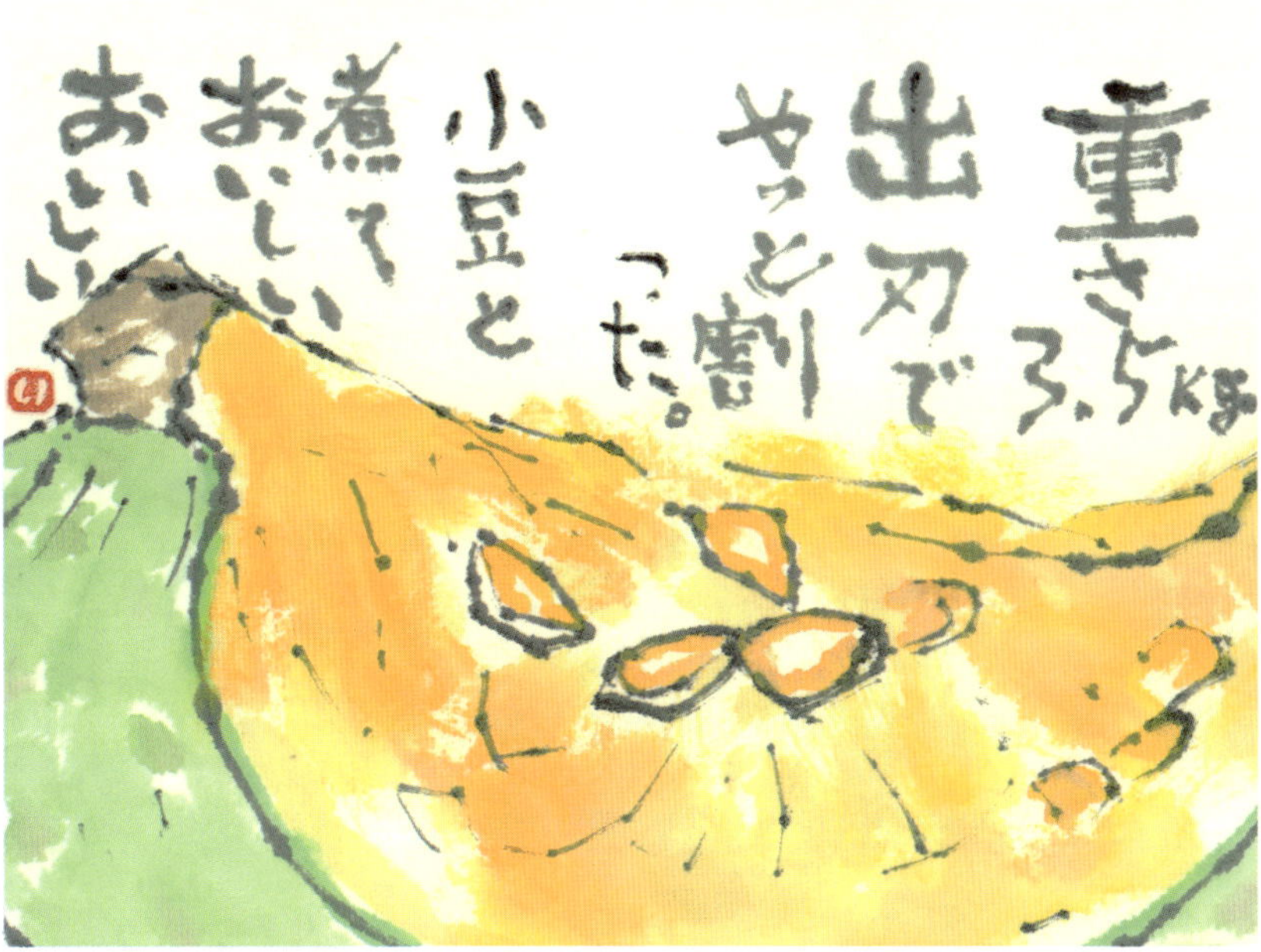

重さ3.5kg
出刃で
やっと割
った。
小豆と
煮て
おいしい
おいしい

ミンAに変化します。ビタミンEやCも含まれるので、相乗作用で、血流を改善し、肌荒れを防止します。

ビタミンCは鉄分の吸収を助け、貧血の防止に役立ちます。

その他、ビタミンB_1、B_2、カリウム、カルシウムも含まれています。

■**カボチャ**は、みそ味の汁ものにも合います。山梨県の人に「うまいものだよ」というと「カボチャのほうとう」という答えが返ってきます。富士山を近くで眺めてから**カボチャ**のほうとうを食べるのが、わが家の正月の行事です。**カボチャ**はパスタなどのめん類やパンとの相性もよく、お菓子にも用いられます。

■**カボチャ**とジャガイモをさいの目に切り、よく煮込んでから塩で味をつけて食べると、消化がよく、すぐ元気がでるので、昔は病後によく用いられました。

■「坊ちゃん」などの小さい**カボチャ**は、丸ごとラップをして3分ほど電子レンジにかけ、やわらかくしてから横半分に切り、タネを除くと、二つの容器ができます。さらに全体に熱が通るまで電子レンジにかけ、この中にグラタンの材料を入れてオーブンなどで焼くと、おもてなし料理になります。

■弁当のおかずには、サイコロ状に切ってからラップをかけ、電子レンジでの調理が便利です。**カボチャ**のもつ甘みで十分おいしくいただけますが、ちょっと塩をかけると甘みが引き立ちます。

カボチャのグラタン

●材料（２人分）

カボチャ………………1/4 個
タマネギ………………中１個
シメジ……………1/3 パック
ベーコン…………………３枚
小麦粉………大さじ１と1/2
牛乳…………………250ミリリットル
バター…………………10グラム
みそ…………………小さじ１
コショウ…………………少々
とろけるチーズ…………１枚
（ピザ用チーズでも可）

（１人分）
エネルギー（kcal）　465
塩分（g）　1.5

●作り方

1、カボチャのタネをとり、ラップでふんわりくるみ、電子レンジで４～５分加熱し、一口大に切る（煮ても、蒸してもよい）
2、タマネギをうす切りし、シメジはほぐし、ベーコンは１センチ幅に切る
3、フライパンを熱し、バターを溶かし、2をいため、最後に1を加える
4、小麦粉をふりかけ、牛乳を少しずつ加え、とろみがでてきたら、みそを入れ、コショウをふる
5、耐熱皿に4を移し、とろけるチーズをのせ、オーブンで焼き色がつくまで焼く

日本カボチャ●主な栄養成分（可食部 100g あたり）
炭水化物 10.9g、カリウム 400 ㎎、カルシウム、鉄、ビタミン A（β - カロテン当量 730 μ g）、ビタミン B_1、B_2、C、食物繊維
エネルギー　49kcal/100g
☆β - カロテンやビタミン C が豊富で、風邪の予防に役立つ

西洋カボチャ●主な栄養成分（可食部 100g あたり）
炭水化物 20.6g、カリウム 450 ㎎、カルシウム、鉄、ビタミン A（β - カロテン当量 4000 μ g）、ビタミン B_1、B_2、C、E、食物繊維
エネルギー　91kcal/100g
☆β - カロテンが非常に多く、ビタミン E、C が豊富
☆炭水化物の量が多い

ブドウ、柿

古くからの“妙薬”

さて、世界で一番生産量の多いくだものは、なんでしょう? 答えは、**ブドウ**です。ワインの生産量のトップはイタリア。ワインの消費が多いところは心臓病による死亡率が低いといわれます。赤ワインに含まれるポリフェノールの抗酸化作用が注目され、お店から赤ワインが消えたこともありました。

赤ワインは、日本薬局方に「ブドウ酒」の名前で載っている医薬品でもあります。赤ワインと少量の塩酸とシロップを入れて水でうすめた薬を、食欲増進剤として食前に飲みます。これは、病院などで医師が処方する薬です。

ブドウの甘味の素はブドウ糖と果糖です。空腹のときに**ブドウ**を食べると、吸収が速く、すぐに元気が出ます。**ブドウ**の果実には酒石酸やクエン酸などの有機酸が多く、疲れをとり除いてくれます。その他、カリウムが多くナトリウムが少ないので、利尿作用があります。その結果、むくみが改善し、高い血圧が下がるなどの効果も期待できます。

干し**ブドウ**にはミネラルが豊富です。とくに鉄分が多く、貧血気味の方に向いています。山歩きなどには、干し**ブドウ**を持ち歩くと便利です。糖分が多いので早く血糖値があがり、酸味が疲労を回復させてくれるからです。

■**柿**の早生《わせ》は、9月ごろから出回り始めます。子どものころ、庭に柿の木がありました。渋柿なので、ヘタのところを焼酎につけ、ビニール袋に入れ、渋がぬけるのを待ちました。「そうそろ食べられるかな?」と試食すると、渋みが残っていることがありました。

このごろは、「渋い」を知らない子どもたちが多く、「辛い」とか「痛い」と表現す

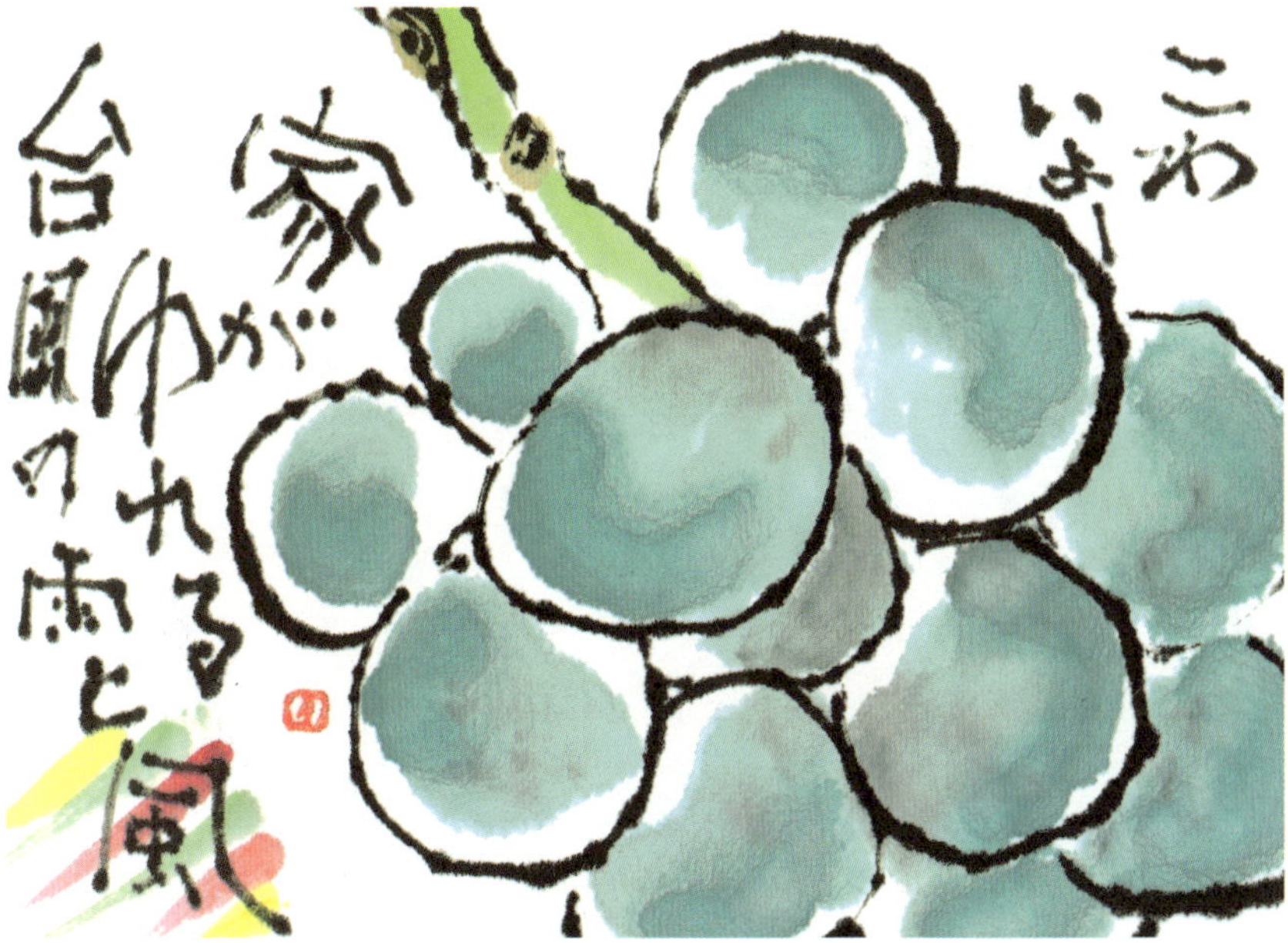

るそうです。そういうわけで、渋柿試食体験の食育まで行われるようになっているとか。

柿は日本に最も古くからあるくだものだといわれます。生で食べたり、干し柿にしたり、柿酢の原料にもなります。中国では柿の根、実、樹皮、ヘタ、葉、そして干し柿の白い粉も漢方薬の材料にします。

柿は、二日酔いの妙薬。酒を飲む前に、そして二日酔いの朝も柿を食べましょう。タンニンという成分が、アルコールを早く分解してくれます。また、ビタミンCも多く、肝臓の解毒作用を助けます。

柿なますは、干し柿をせん切りにし、ダイコン、ニンジンなどで作ったなますとあえます。固くなった干し柿は、番茶や緑茶をそそいでもどします。日本酒に漬けてひと晩置いてもやわらかくなります。

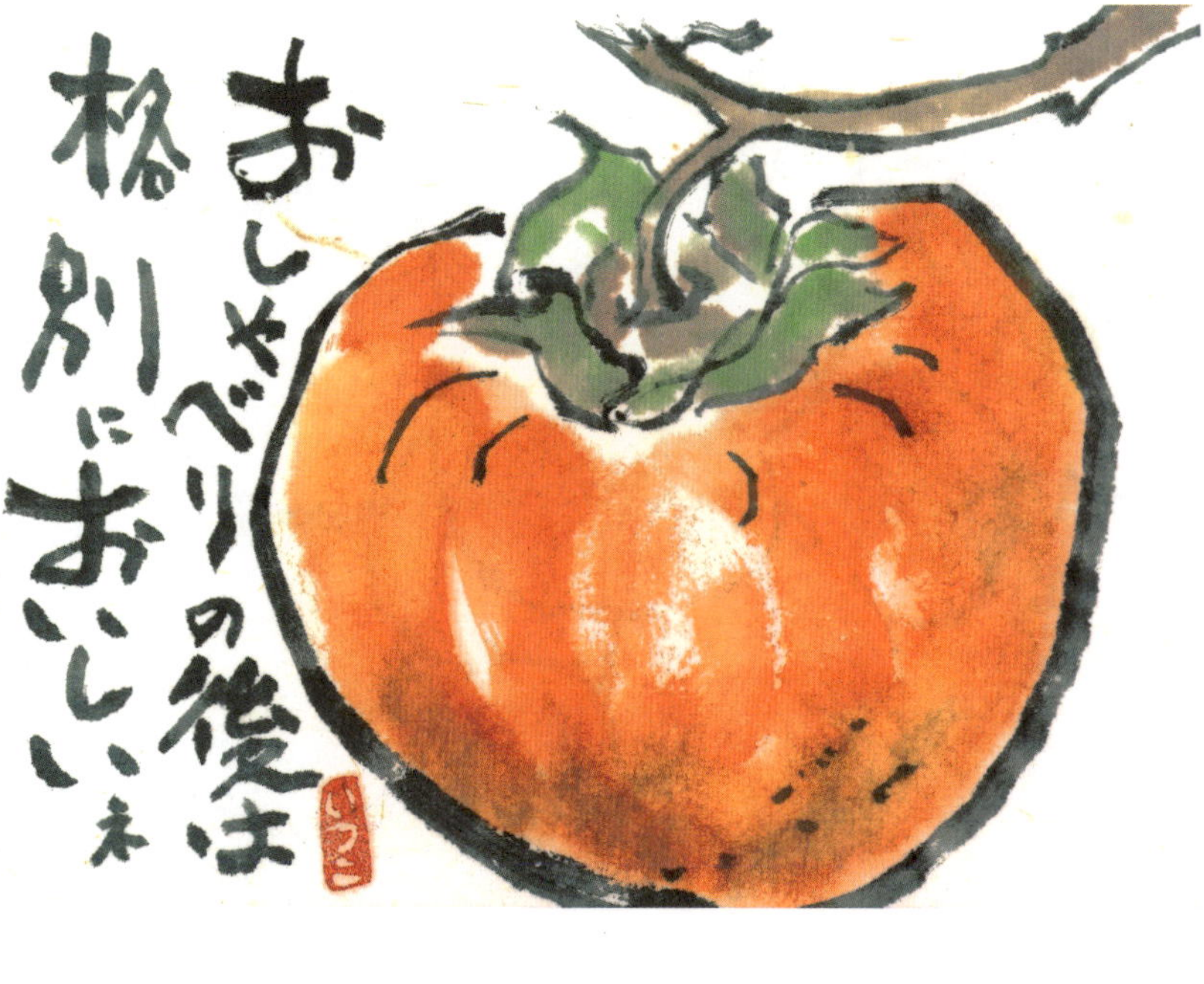

フルーツヨーグルトあえ

●材料（２人分）

レンコン……………………1/4個
柿………………………………1個
ブドウ…………………………適量
リンゴ…………………………1/4個
ハム……………………………２枚
Ａ（プレーンヨーグルト大さじ３、マヨネーズ大さじ１）
酢・塩…………………………少々

（１人分）
エネルギー（kcal）　192
塩分（g）　0.7

●作り方

1、レンコンは皮をむき、縦６つに切り、２ミリほどのうす切りにする

2、熱湯に酢を少々入れ、レンコンを１分ほどゆで、水洗いしてぬめりをとり、水気をふいて、塩少々をふる

3、ブドウは皮をむき、リンゴはうす切りにし、柿はタネをのぞき１センチ角、ハムは縦横１センチの大きさに切る

4、Ａで**2**と**3**をあえる

※季節のくだものなら何でもＯＫ

ブドウ●主な栄養成分（生・可食部 100g あたり）
炭水化物 15.7g、カリウム 130 ㎎、カロテン、ビタミン B_1
エネルギー　59kcal/100g
☆皮やタネには抗酸化作用の強いポリフェノールが多い
☆赤い色素はアントシアニン系のレスベラトロールで、ポリフェノールの１種。がん予防、美肌効果など

柿●主な栄養成分（甘柿・生・可食部 100g あたり）
炭水化物 15.9g、マンガン 0.50 ㎎、カロテン、葉酸、ビタミン C、食物繊維
エネルギー　60kcal/100g
☆カロテンの仲間のβ - クリプトキサンチンを含み、ビタミン C との相乗効果で、がん予防効果が期待されている

ナバナ、ミツバ

苦みと香り、貧血予防

お正月、スイセンの香る房総半島に出かけました。房総には、山一面、スイセンや菜の花というところが何ヵ所もあり、山歩きの仲間とよく出かけます。

「うちで採れたミカン、食べてきな」と、農家のおじさん。ごちそうになったあと、「**ナバナ**とブロッコリーを摘みたい」というと、かごと包丁を貸してくれました。かごいっぱいに摘んだ**ナバナ**は百円なり。人の温かさにふれ、持ちきれないほどのおみやげをかかえて帰りました。

菜の花といえば、菜種油をとるアブラナが思い浮かびますが、このごろはセイヨウカラシナの菜の花畑が多くなっているそうです。食用にされる**ナバナ**は、在来種のアブラナやセイヨウアブラナのほか、新種も出荷されています。つぼみと茎、脇芽を摘み取ったものを食べます。
ナバナには鉄分、葉酸、ビタミンＣなどが多く、貧血予防の強い味方です。肩がこる、疲れやすい、息切れがするなども、貧血の症状であることが少なくありません。とくに女性には貧血でお悩みの方が多く、４～６人に１人の割合といわれます。カルシウムやカロテン、食物繊維が多いのも特徴です。

独特の苦みと香りを楽しむには、塩を少々入れた熱湯で、さっとゆで、水にさらし、シャキッとさせます。からしあえ、卵とじ、卵焼き、グラタン、いため物、揚げ物などでもおいしくいただけます。

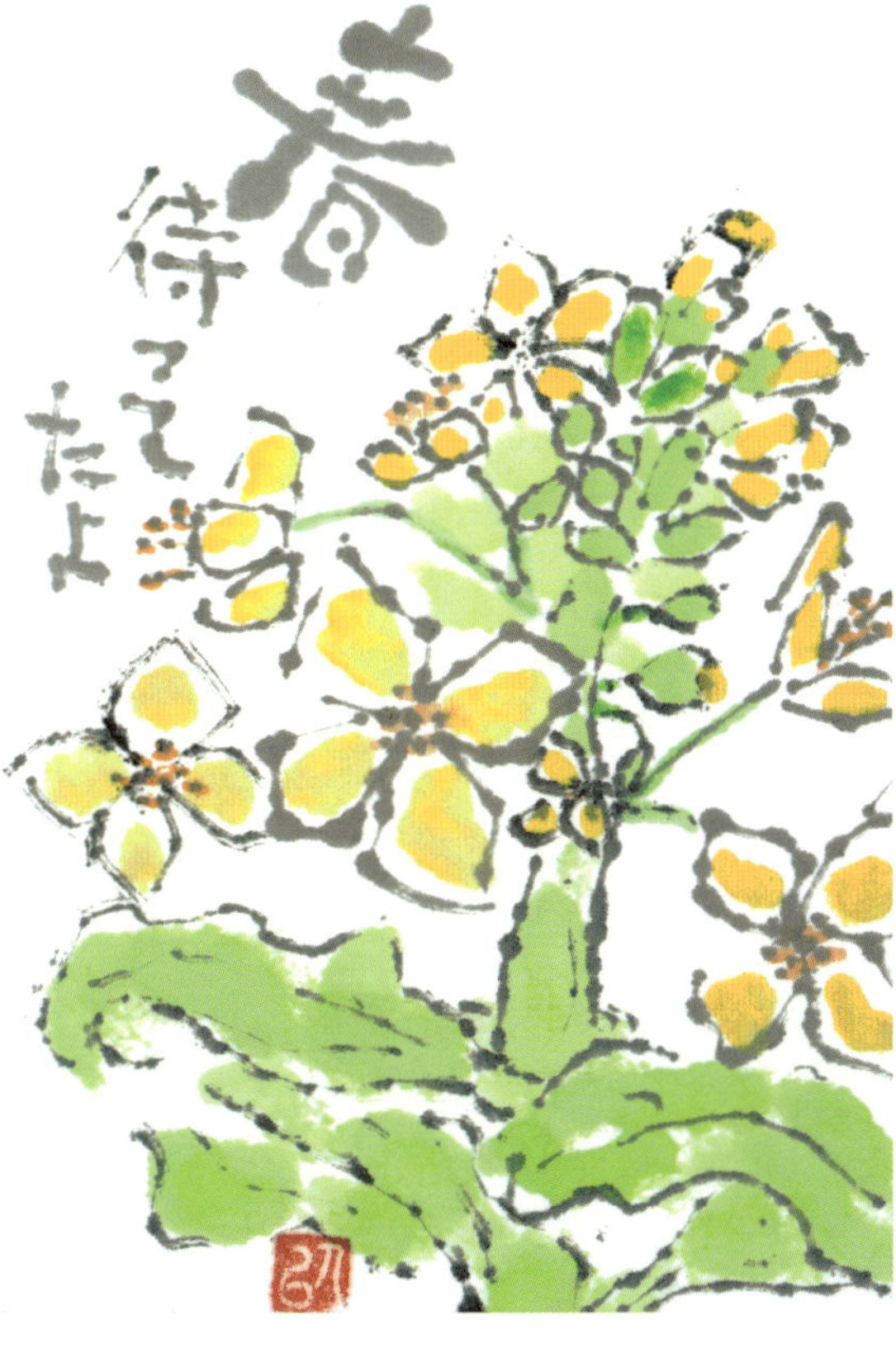

さわやかな香りと鮮やかな緑の**ミツバ**は、お吸い物には欠かせません。根ミツバの旬は春、切りミツバは冬、糸ミツバは季節を問わず買うことができます。根ミツバの根は、土に植えると数日で新しい芽が出てくるので、

しばらくつまんで楽しみたいものです。薬味には十分です。

里山を歩いていると、ときどき**ミツバ**を見かけます。ちょっと折ると、よい香りがあたり一面に広がります。この香りの素は精油です。精油には、気分をさわやかにする、胃腸の働きを活発にするなどの働きがあります。

■風邪にかかったかな、というときには、すまし汁にすりおろしたショウガと刻んだ**ミツバ**を入れて飲み、あたたかくして休むと発汗や解熱を助けます。また、身体を温める働きもありますので、冷え性の方におすすめの野菜です。

ナバナ●主な栄養成分（可食部 100g あたり）
カリウム、カルシウム 97 ㎎、マグネシウム、鉄、カロテン、葉酸、ビタミン C110 ㎎、食物繊維
エネルギー　35kcal/100g
☆ビタミン C、カルシウムともに非常に多い
☆辛味成分アリルイソチオシアネート、 β - カロテンとの相乗作用で、がん予防効果が高まる

ミツバ●主な栄養成分（根ミツバ　可食部 100g あたり）
カリウム 500 ㎎、カルシウム 52 ㎎、リン 64 ㎎、鉄 1.8 ㎎、マンガン 0.42 ㎎、カロテン、ビタミン K 、B_2、葉酸、 C 、食物繊維
エネルギー　20kcal/100g
☆香りの素はクリプトテーネン、ミツバエンなどの精油で、根ミツバに多く含まれる。食欲増進、鎮静の働きがある

菜の花ちらし寿司

●材料（４人分）

米…………………… ２カップ
ナバナ…………………1/2束
卵………………………… ２個
キュウリ………………1/2本
ゆでタコ、エビ、イクラ、
マグロの刺し身など…… 適量
A（酢大３、砂糖大２、塩小１弱）
だし昆布……………… ３センチ角
いりゴマ（白）………… 大２
その他（油、砂糖、塩、しょうゆ、ねりからし適量）

（1人分）
エネルギー（kcal）　429
塩分（g）　1.8

●作り方

1、炊飯器の底に昆布をしき、いつもより少なめの水でごはんを炊く
2、炊きあがったごはんに、Aを混ぜ、うちわなどであおぎ、冷ます
3、ナバナは、洗って２つに切り、ラップをして電子レンジで１分加熱し、３センチ長さに切り、ねりからしとしょうゆで味をつける
4、フライパンに油少々を入れ加熱する。割りほぐした卵に好みの量の砂糖、塩を入れ、巻きながら１センチ厚さの卵焼きを作り、サイコロ状に切る
5、タコ、マグロ、キュウリは１センチ角のサイコロ状に、ゆでたエビは１センチ長さに切る
6、器に2を盛り、いりゴマ、イクラ、345をちらす
※手巻き寿司にしてもよい

フキ、クレソン

せきを止める働き

檜枝岐歌舞伎を鑑賞するために、尾瀬への入り口、福島県檜枝岐《ひのえまた》村に行ったのは、震災1年前のことでした。

歌舞伎の翌日、尾瀬御池《みいけ》に向かうと、道ばたに、フキノトウが顔を出していました。雪のふとんをかぶっているのに、なんてたくましいのでしょう。

フキノトウの綿毛がフワフワと飛ぶころになると、**フキ**がグングンと伸びてきます。根元を折って採集し、早めにアク抜きをします。アクは、ポリフェノールと呼ばれるものですが、強すぎるアクは除き、ほどほどのうま味と苦味を残します。**フキ**のアク抜きは、たっぷりの塩で板ずりをしてからゆで、水にさらします。塩漬けにするのも、アクを抜く方法です。お店に並んでいる栽培品種には、アク抜きのいらないものもあります。

古い漢方の薬物書には、**フキ**には、せきを止め、痰《たん》を切る働きがあると書かれています。今では、それが精油やサポニンの働きによることがわかってきました。苦味成分には消化を助け、胃を丈夫にする働きがあります。また、青魚といっしょに煮ると、毒を消すと言い伝えられています。

■**フキ**のいため煮は、**フキ**10本、ニンジン小1本、シイタケ3枚、厚揚げ1枚、コンニャク小1枚、鶏肉150グラムを用意します。①皮をむいてゆでたフキを4センチに切る。②ニンジン、シイタケ、厚揚げ、コンニャク、鶏肉を一口大に切る。③耐熱容器に鶏肉を入れ、しょうゆ大さじ3と砂糖大さじ2で下味をつける。④③にニンジン、シイタケを入れ、ラップをして3分ほど電子レンジにかける。⑤フライパンに油大さじ1を入れて熱し、①をいため、④と厚揚

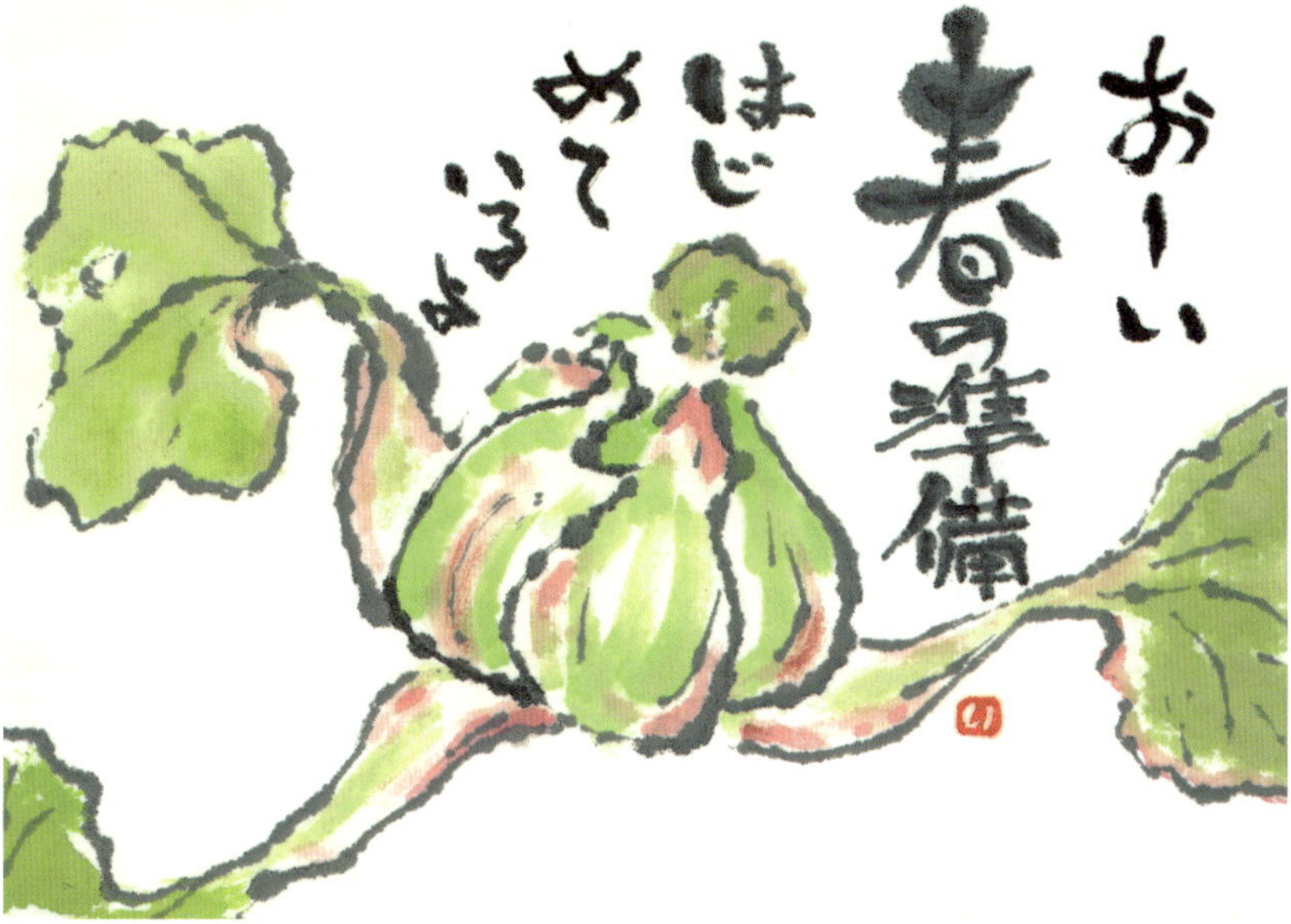

げ、コンニャクを加えていため、煮汁がなくなるまで煮詰める。

さつま揚げ、油揚げ、高野豆腐などと煮てもおいしく召し上がれます。

クレソンも春の味です。このごろは、あちこちの水辺に生えているのを見かけます。

クレソンはフランス語。英語ではウォータークレス。ミズガラシ、オランダガラシなどの別名もあります。セリに似ているようにも見えますが、アブラナ科の植物です。ヨーロッパでも中国でも、もともと薬草でした。

シニグリンという辛味成分が入っており、食欲増進の働きがあります。

カロテン、ビタミンC、B群などのほか、鉄、カルシウム、リンなどのミネラルも豊富です。せきを止める、利尿、貧血予防、便通をよくするなどの働きがあるといわれます。

■ステーキのつけ合わせやサラダ、おひたし、ゴマあえ、ワサビあえ、てんぷらのほか、茶わん蒸しなどにも用いられます。

ゆでてから、ツナ缶詰や鶏ささ身などとあえ、ポン酢でいただきましょう。マヨネーズ、ゴマ、しょうゆとの相性もよいので、いろいろなアレンジが楽しめます。

クレソンのゴマカラシあえは、カラシあえに、いりゴマを指でつぶしながらふりかけてあえます。

豚しゃぶにもたっぷり**クレソン**を入れましょう。

水耕栽培されたサラダクレソンはやわらかく、生食用に作られました。このごろはスプラウトも出ています。

クレソンと豚肉のスープ

●材料（２人分）

豚肉バラうす切り…… 100グラム
クレソン……………… 1/2 わ
タケノコ……………… 50グラム
卵………………………… １個
水…………………… ２カップ
Ａ（固形スープの素１個、しょうゆ・酒各小１弱、コショウ少々）

（１人分）
エネルギー（kcal）　255
塩分（g）　1.7

●作り方

１、豚肉は細く切り、タケノコはうす切りにする
２、クレソンは３センチ長さに切る
３、水を沸騰させ、**１**を入れる
４、豚肉の色が変わったら、A、**２**、を入れ、煮立ったら、とき卵を回し入れる

フキ●主な栄養成分
ナトリウム、カリウム、カルシウム、リン、亜鉛、マンガン、ビタミンB_2、葉酸、ビタミンC、食物繊維
エネルギー　11kcal/100g
☆アクの成分は主にポリフェノール。ビタミンなどは少ない

クレソン●主な栄養成分（可食部100g あたり）
ナトリウム、カリウム、カルシウム、リン、鉄、ビタミンA（β-カロテン当量2700μg）、ビタミンK 190μg、ビタミンB_1、B_2、B_6、C、食物繊維
エネルギー　15kcal/100g
☆辛味成分はシニグリン。食欲増進、消化促進、胃もたれを防ぐ
☆ビタミンKを多く含む

アスパラガス

疲労回復、スタミナつける

アスパラガスはお好きですか?。 友人からいただいた**アスパラガス**は、やわらかく、香りも味も格別でした。親戚の栽培農家から届いたばかりだそうで、やっぱり、鮮度ってごちそうですね。

子どものころ、**アスパラガス**といえば、缶詰のホワイトアスパラガスでした。クリスマスなど特別な行事のときにしか食べられない、めずらしい食材でした。

ヨーロッパの春は、ホワイトアスパラガスのおいしい季節です。旬は3週間あまりしかありません。ブランド品のホワイトアスパラガスは有名なレストランが買い占めてしまいます。そこで、この時期はレストランが予約でいっぱいになるほどです。

ホワイトアスパラガスは、土を盛り、日光を遮《さえぎ》って栽培して白く仕上げたもの。グリーンアスパラガスは日光に当てて栽培したものです。グリーンアスパラガスの栄養はとても豊富で、カロテン、ビタミンB_1、B_2、E、葉酸、鉄分、カルシウムなどが含まれ、貧血予防の栄養素がいっぱいです。

アスパラガスは、スタミナ野菜とも呼ばれます。含まれているアスパラギンが、身体の中でアスパラギン酸に変化し、新陳代謝を促進し、たんぱく質の合成を高め、疲労回復に役立つからです。ビタミンのパントテン酸も含まれ、これも新陳代謝を促《うなが》します。穂先や茎には、毛細血管を保護し、血流を改善するルチンなども含まれます。

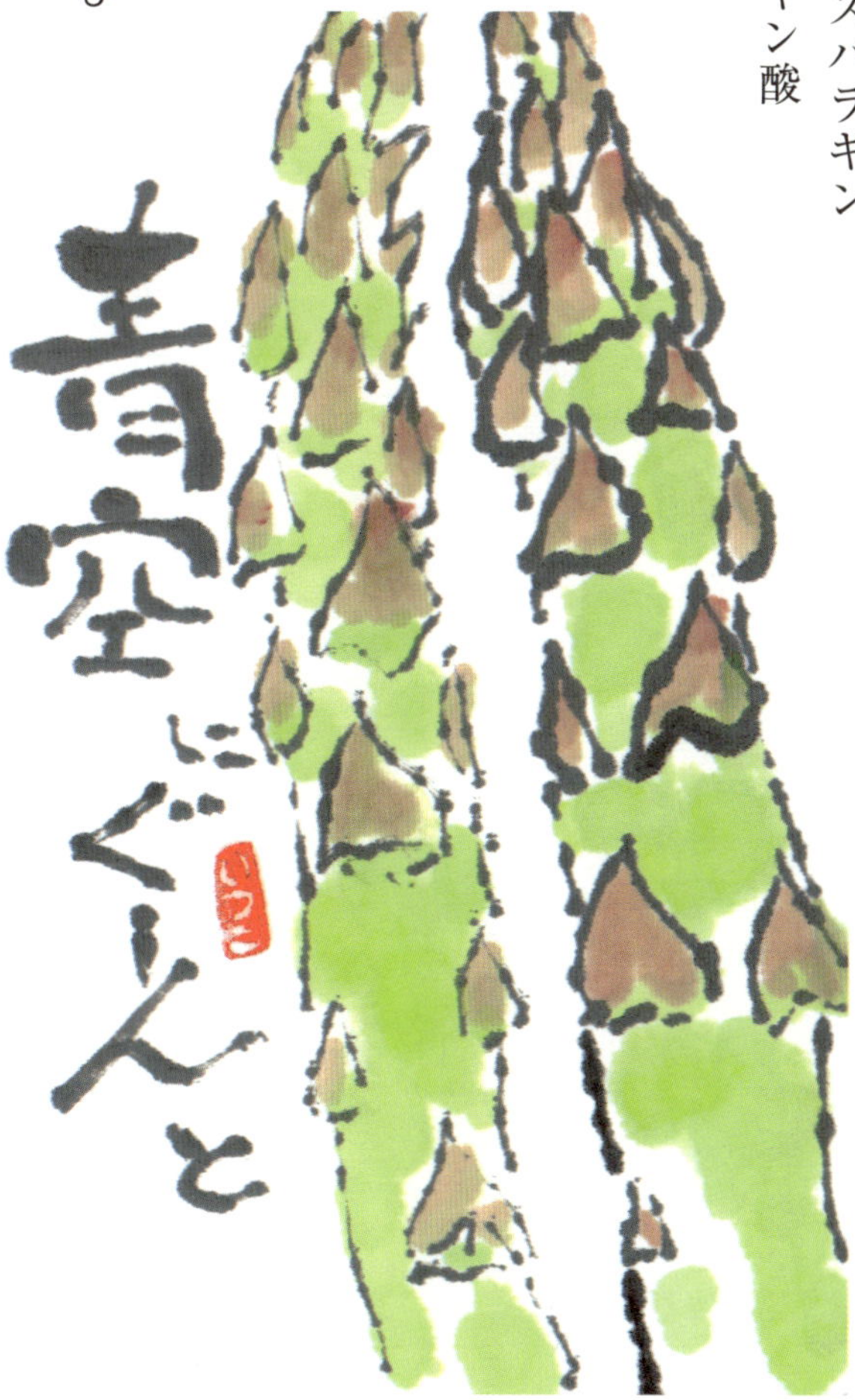

アスパラガスには尿の出をよくする、むくみをとるなどの働きもあり、高血圧気味の方にむいています。

食物繊維は便通をととのえ、腸の中の掃

除をします。

根元がかたくなっている場合は、ピーラーで皮をむき、下から1センチほどを切り落とします。ゆでるときは、根元を熱湯につけ10秒、全体は1分ほどゆで、ザルにあげて冷ますか、冷水で冷やし色止めをします。

■オーブントースターや焼き網で焼くと香ばしく仕上がります。マヨネーズ1~2に対し、白みそを1の割合で混ぜた「マヨみそ」をそえてみてはいかがでしょう。

■ゆでたり、焼いたりしたあと、食べやすい大きさに切り、だし割りしょうゆ（しょうゆ1~2に対し、だし1の割合）に漬け、削り節をかけて食べたりもします。塩コンブであえただけでもおいしいです。

■**アスパラガス**のナムルは、細い乱切りにし、熱湯で20秒ほどゆで、冷めはじめたら、しょうゆ、トウガラシ、ゴマ油などであえ、いりゴマ（白）をちらします。

■なめ切りした**アスパラガス**をバターでいため、しょうゆで味をつけ、さらに少しいため、火を止めると香ばしい一品になります。

■さっとゆでたあと、ベーコンや肉で巻き、塩コショウをしてフライパンで焼くと、お弁当のおかずになります。

アスパラガスの
ハムチーズ巻き

●材料（２人分）

アスパラガス………………５本
ハム（長方形）……………５枚
スライスチーズ……………５枚
Ａ（しょうゆ大１、だし汁小２）

（１人分）
エネルギー（kcal）　208
塩分（g）　2.5

●作り方

1、アスパラガスの根元を切り、半分の長さに切る。焼き網を熱くし、アスパラガスをのせ、転がしながら焼く

2、皿などの器にＡを入れ、焼いたアスパラガスを漬ける

3、ハムを横長に置き、その上にスライスチーズをのせ、水気をとった**2**を２本のせ、くるくる巻き、２ヵ所をつまようじで止める

4、まん中を斜めに切る

アスパラガス●主な栄養成分（グリーンアスパラガス　若茎・生）
カリウム、リン、鉄、亜鉛、カロテン、ビタミンK、ビタミン B_1、ビタミン B_2、葉酸、ビタミン C、食物繊維
エネルギー　22kcal/100g
☆アスパラギン酸は、神経や筋肉の疲労回復に役立つ

タケノコ、サンショウ

胃腸すっきり、春の香り

タケノコの季節になると「初物七十《しちじゅう》五《ご》日《にち》」ということわざが、うかびます。おっぴさん（仙台弁で曽祖父母）は、初物を食べると寿命が延びるといっては初物を食べていたと祖母から聞きました。俗説とわかっていても、食べたくなるのが初物ではないでしょうか？

子どものころは、**タケノコ**の皮に梅干しをはさみ、三角にたたんでチュッ、チュッと吸いながら、暗くなるまで外で遊びました。

タケノコは、春の香りとうま味を提供してくれる食材です。うま味成分には、ベタインのほか、チロシン、グルタミン酸などたくさんのアミノ酸類が含まれます。ゆでた**タケノコ**の白い結晶がチロシンです。うま味成分なので洗い落とさないようにしましょう。

食物繊維が多いのも特徴で、便通を改善します。漢方の本には、口の渇きや二日酔いによい、利尿の働きがありむくみに効く、胸のモヤモヤを除き、気力を益《ま》す、痰《たん》や熱を除くなどと記載されています。

タケノコは、鮮度がとても大事です。時間がたつと、アクの主成分であるシュウ酸やホモゲンチジン酸などが増え、えぐみの素になります。うま味の素のチロシンがホモゲンチジン酸に変わってしまうからです。米ぬかや米のとぎ汁を入れてゆでると、アクを取り除くことができます。

ゆでた後、20％の塩漬けにすると長く保存できます。また、味つけした**タケノコ**は、冷凍できます。

■若竹煮と呼ばれるように、ワカメとの相性には定評があります。シジミとの煮びたしは、肝臓の解毒効果を高めます。コリンなどの成分があるので、アレルギー体質の方は食べ過ぎないほうがよいようです。

■**タケノコ**料理には、**サンショウ**の若芽である「木の芽」が欠かせません。これをみそとすりつぶし、豆腐に塗ってから焼くと、木の芽田楽《でんがく》と呼ばれる日本の伝統食になります。**サンショウ**の葉は、魚の生臭さを除き、食欲を増加させます。

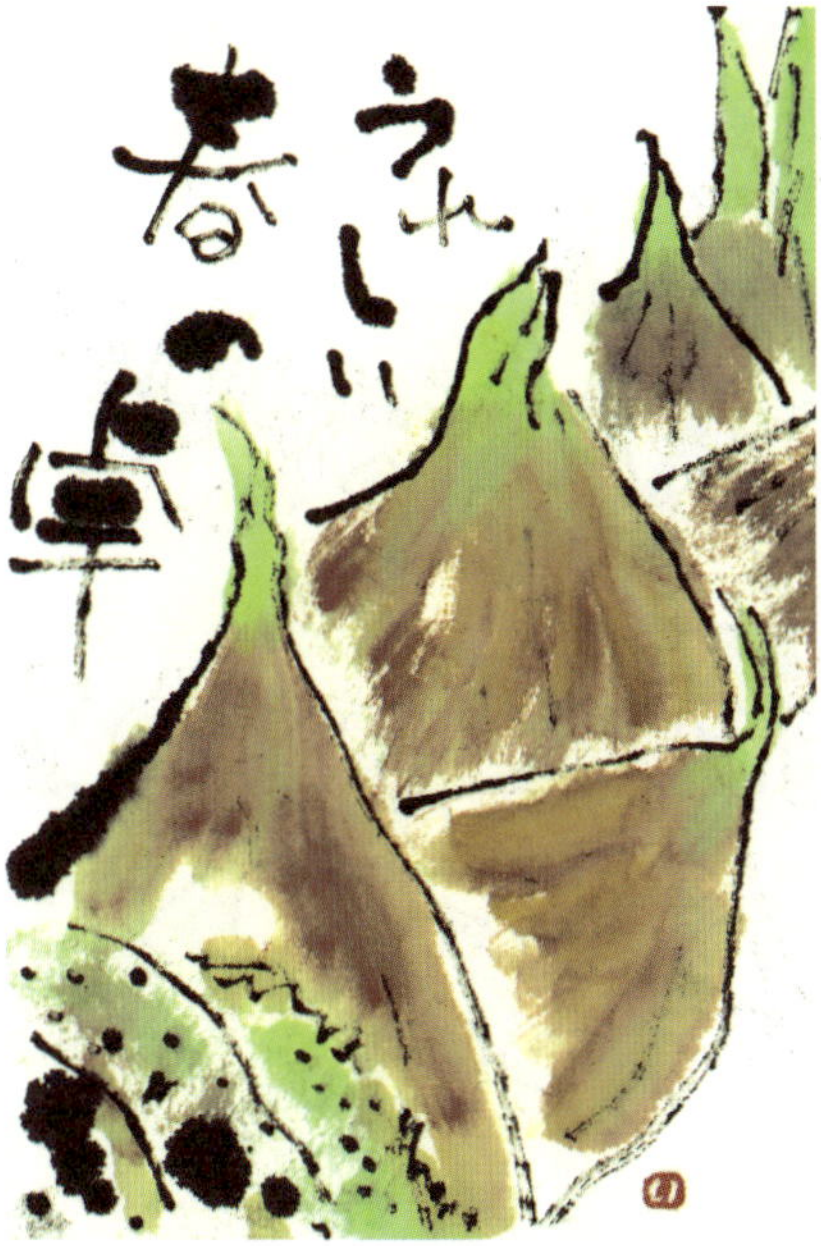

葉の保存は、ポリ袋に入れて冷凍する、塩漬けにするなどの方法があります。

サンショウの果皮を乾燥させたものは漢方薬の材料としておなかの冷えや痛み、手術後のイレウス（腸閉塞）の予防などに用いられるほか、正月のお屠蘇《とそ》にも入っています。

サンショウの果皮の粉末が粉ザンショウです。ウナギにつきものでウナギの消化を助け、胸焼けの予防に役立ちます。弱った胃腸の働きもととのえます。**サンショウ**は、日本の誇るべき香辛料です。

サンショウには、辛さと、舌がしびれるような感覚があります。この味の成分は、サンショオールです。大脳を刺激してホルモン分泌をさかんにし、発汗を促《うなが》したり、内臓の働きを活発にするなどします。

サンショウの開花直後の雌の花を集め、佃煮にしたものは、花山椒とよばれる珍味です。未熟な青い果実は、佃煮や、ちりめん山椒などにします。

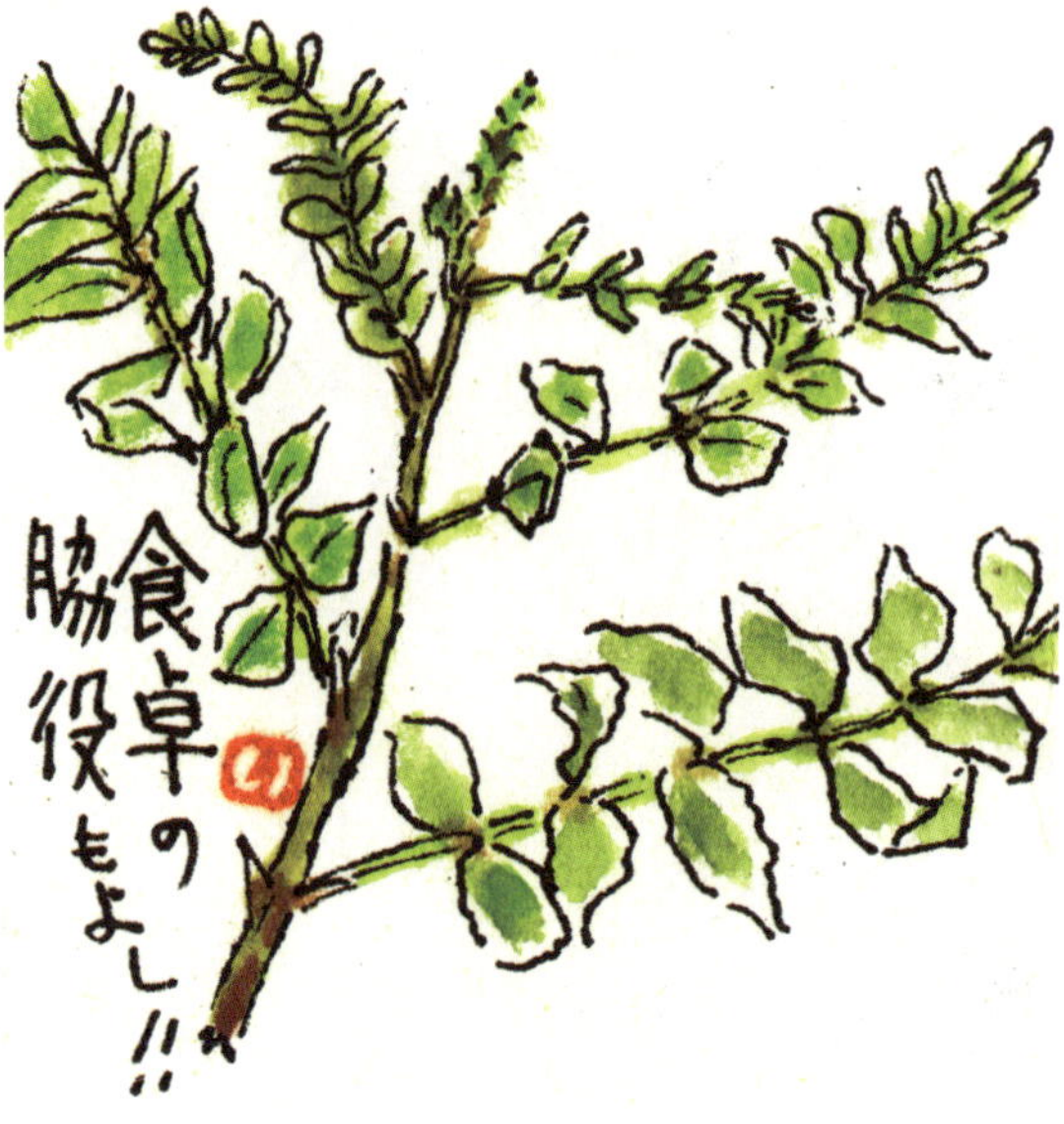

中国の花椒《かしょう》は、ホアジャオと呼ばれます。

サンショウと同じ属ですが、種《しゅ》が違います。

タケノコの木の芽あえ

●材料（２人分）

タケノコ水煮……………………… 150《グラム》
刺し身用イカ……………………… 150《グラム》
木の芽……………………………… 12枚
Ａ（かつおだし汁1/2カップ、砂糖・しょうゆ各小２、塩適量）
Ｂ（白みそ大３、だし汁大３、砂糖大１）
塩…………………………… ひとつまみ

（１人分）
エネルギー（kcal）　162
塩分（g）　3.1

●作り方

1、タケノコは小さめの乱切りにし、Ａで５分ほど煮る
2、イカは表面に５《ミリ》間隔で斜め格子の切れ目を入れ、２《センチ》角に切り、塩ひとつまみ入れた熱湯でさっとゆでる
3、木の芽10枚は、軸のかたい部分をのぞき、細かくみじん切りにする
4、Ｂを鍋に入れ、弱火でよく練り混ぜ、冷めたら**3**を混ぜる
5、水分をとった**1**と**2**を**4**であえ、器に盛り、残りの木の芽を飾る

タケノコ●主な栄養成分
カリウム520㎎/100g、マグネシウム、リン、マンガン、ビタミンＢ群、Ｃ、食物繊維
エネルギー　26kcal/100g
☆食物繊維2.8g/100gと多い
☆えぐみの素はシュウ酸、ホモゲンチジン酸など
☆うまみ成分はチロシン、アスパラギン酸など

サンショウ（粉ザンショウ）●主な栄養成分
カリウム、カルシウム、マグネシウム、リン、鉄、銅、カロテン、ビタミンB_2
エネルギー　375kcal/100g
☆辛味成分はサンショオール。食欲増進、胃腸の動きを活発にする

カブ

五臓に活力

春カブの季節になると、私は祖母を思い出します。はじめてのひとり暮らしを心配して、祖母が遠くから様子をみにきたのです。カブの漬物をボウルいっぱいにつくってくれました。40年も前のことなのに、カブを見るとちょっとウルウルするのです。

カブは、胚軸という部分が太ったもので、根は先端についているひげのような部分です。花の色は黄色です。日本には80種類ものカブの品種があり、各地の特産品になっているものもあります。

山形県新庄市近辺で栽培される「最上《もがみ》かぶ」は上部の日にあたった部分が赤紫色で、長い形をしています。主に甘酢漬けにします。

「暮坪《くれつぼ》かぶ」という岩手県遠野地方のカブは、形は長いダイコンのようで、おろして食べると、辛みが強く、薬味になります。

カブは、消化のよい食べものです。

カブのおろし汁や浅漬けを食べると、胸焼けや胃のもたれを防ぎ、食欲も出てきます。

カブは、昔から冷えによる腹痛にも用いられてきました。

古い漢方の本には、おろし汁に、せきやのどの渇きを止めたり、二日酔いを早く治したりする働きがあると書かれています。「立春後、庚子《かのえね》の日にカブの汁を温め、一家みんなが飲むと、流行性の病気の予防になる」とも。

江戸時代には、家族みんなが健康に過ごせるようにと、年中行事になっていたようです。

カブの煮物は、五臓の働きをよくするので「長く食うがよし」だそうです。

カブの葉や茎には、ベータ・カロテン、ビタミンE、B群、Cのほか、カリウム、カルシウム、鉄分も含まれます。緑黄色野菜で、高い栄養価があります。がん、骨粗しょう症

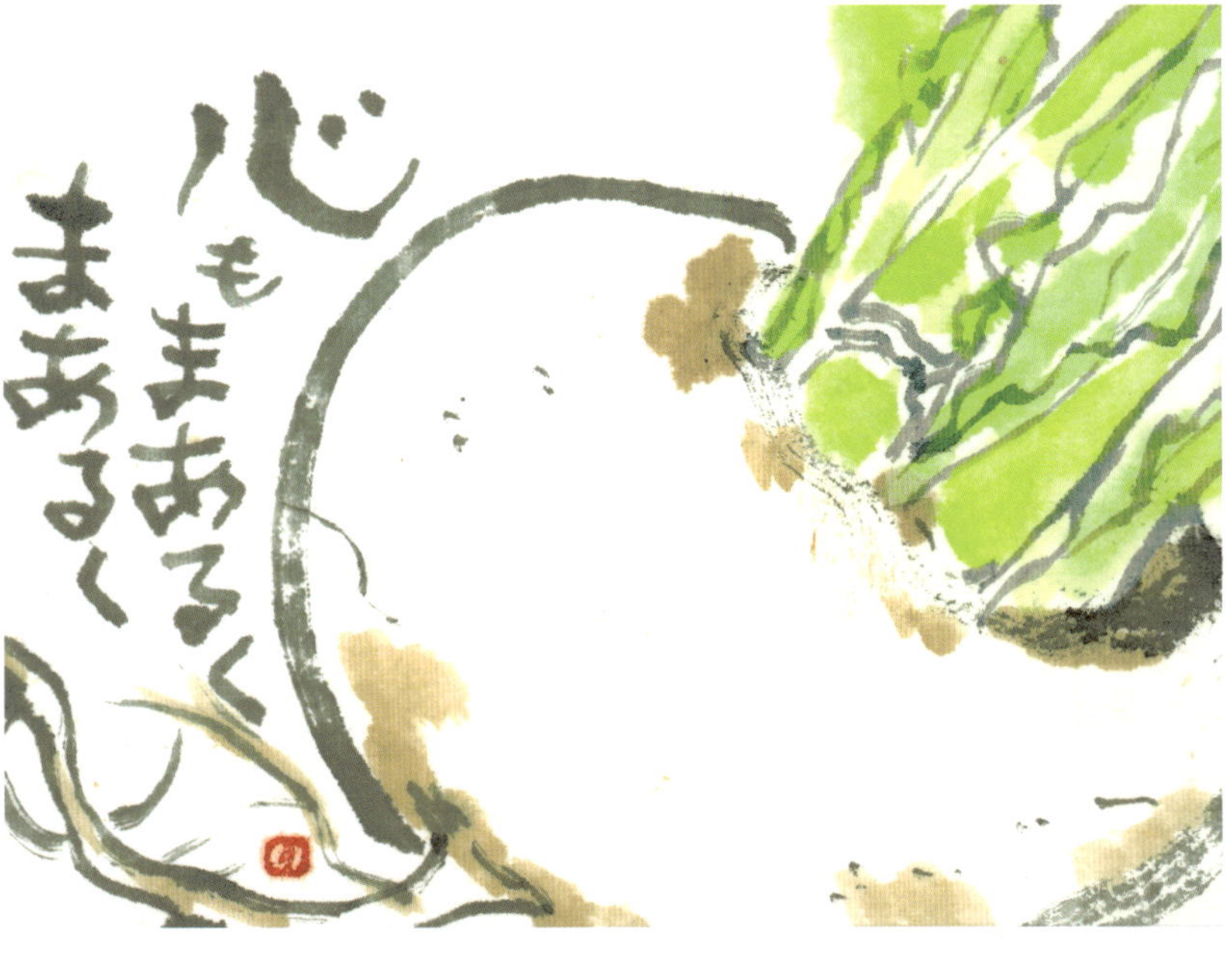

などの予防、貧血の改善にも役立ちます。また、食物繊維も多いので、便秘の改善にも。

京都といえばカブラ蒸し。すりおろした聖護院カブラに卵白を混ぜ、雪にみたてる料理です。寒い冬に身体をしんから温めてくれます。春には聖護院カブラはありませんが、季節ごとに出回る**カブ**でも十分カブラ蒸しを楽しむことはできます。

■**カブ**をすりおろし、卵白を混ぜ、一口大に切ったうなぎのかば焼き、シイタケ、ギンナン、切りもちなどを具にして、10分ほど蒸し、とろみのあるあんをかけ、わさびを上にのせます。

■**カブ**をうすく切って塩漬けしてから、酢とだしコンブを入れた調味液に漬けなおすと、即席千枚漬けができます。

■**カブ**の茎や葉は、やわらかいので、みそ汁の具にしてもよく、ゴマ油でいためて甘辛く味付けすると、常備菜になります。

■**カブ**の実をうす切りし、葉は4センチに切り、油揚げ、むきエビなどといっしょに、バターでいため、塩コショウ、あるいはしょうゆで味をつけるとボリュームのある一品ができます。

保存する場合は、葉を根元で切り、別々に保存します。葉はなるべく早めに食べましょう。

カブと生ハムのカルパッチョ

（１人分）
エネルギー（kcal）　189
塩分（g）　2.1

●材料（２人分）

葉つきカブ…………　１～２個
トマト…………………　小１個
生ハム（またはベーコン）80グラム
Ａ（ニンニク半かけ、タマネギ 1/8 をみじん切り、オリーブ油・酢各大１、レモン汁・しょうゆ各小１、コショウ少々）
塩……………………　小さじ１

●作り方

1、カブは皮つきのままスライサーで薄くスライスする
2、トマトは縦半分に切り、横にうすく切る
3、カブの葉１個分を長さ２センチに切り、塩をふり、よくもみ、10 分おき、水気をしぼる
4、皿に **1** を並べ、**2** を皿のふちに並べ、**3** を皿のまん中におく、食べやすい大きさに切った生ハムをカブの上に並べ、Ａをまわしかける

※市販のカルパッチョドレッシングを用いても

カブ●主な栄養成分（胚軸・可食部）
ナトリウム、カリウム 280 mg /100g、カルシウム、リン、鉄、亜鉛、ビタミン B_1、B_2、葉酸、ビタミン C、食物繊維
エネルギー　20kcal/100g
☆消化酵素のジアスターゼが含まれるが、酵素は加熱に弱い
☆辛味成分はグルコシアネートで、がん予防に役立つ

ソラマメ、サヤエンドウ

繊維たっぷり、見た目も鮮やか

ソラマメをむきながらいつも思うのは捨てる量の多さです。廃棄率は、およそ70%。豆は真綿にくるまれるように大切に守られています。

さやが空に向かってつくので「空豆」や「天豆」とも書きます。形から「お多福豆」とも呼ばれ、「蚕豆」と書いて「そらまめ」と読んだりもします。畑で完熟させ乾燥させた豆は、煮豆や甘納豆の原料になります。野菜として食べる**ソラマメ**は、未熟な豆です。皮にある黒い線はお歯黒と呼ばれ、栄養分をもらったなごりです。

ソラマメには、たんぱく質が豊富に含まれています。また、ビタミンB群、C、Eのほか、カリウム、鉄、銅などのミネラルも含まれます。古い記録では便秘症に使用と書かれています。食物繊維が多いので納得です。心臓病に有効という記録もありますが、それは豆の形がハート形から連想したような気もしますが、レシチンという成分は、動脈硬化を予防することがわかってきました。

　さやから出して空気にふれると、すぐ硬くなります。鮮度が命です。なるべくさや入りのものを求め、すぐゆでましょう。たっぷりのお湯に塩と酒少々を入れて2分くらいゆでます。酒を入れるのは、青臭さが和らぐからです。ザルに取って自然に冷まします。好みで塩をふりかけても。

■さやごと焼くとおいしさは格別です。グリルか焼き網でこんがり焦げ目がつくまで焼き、さらに余熱で5分ほど蒸すようにし、豆を取り出し、塩味でいただきます。うす皮を食べるかどうかはお好みです。

マメつながりでもう一つ、**サヤエンドウ**を

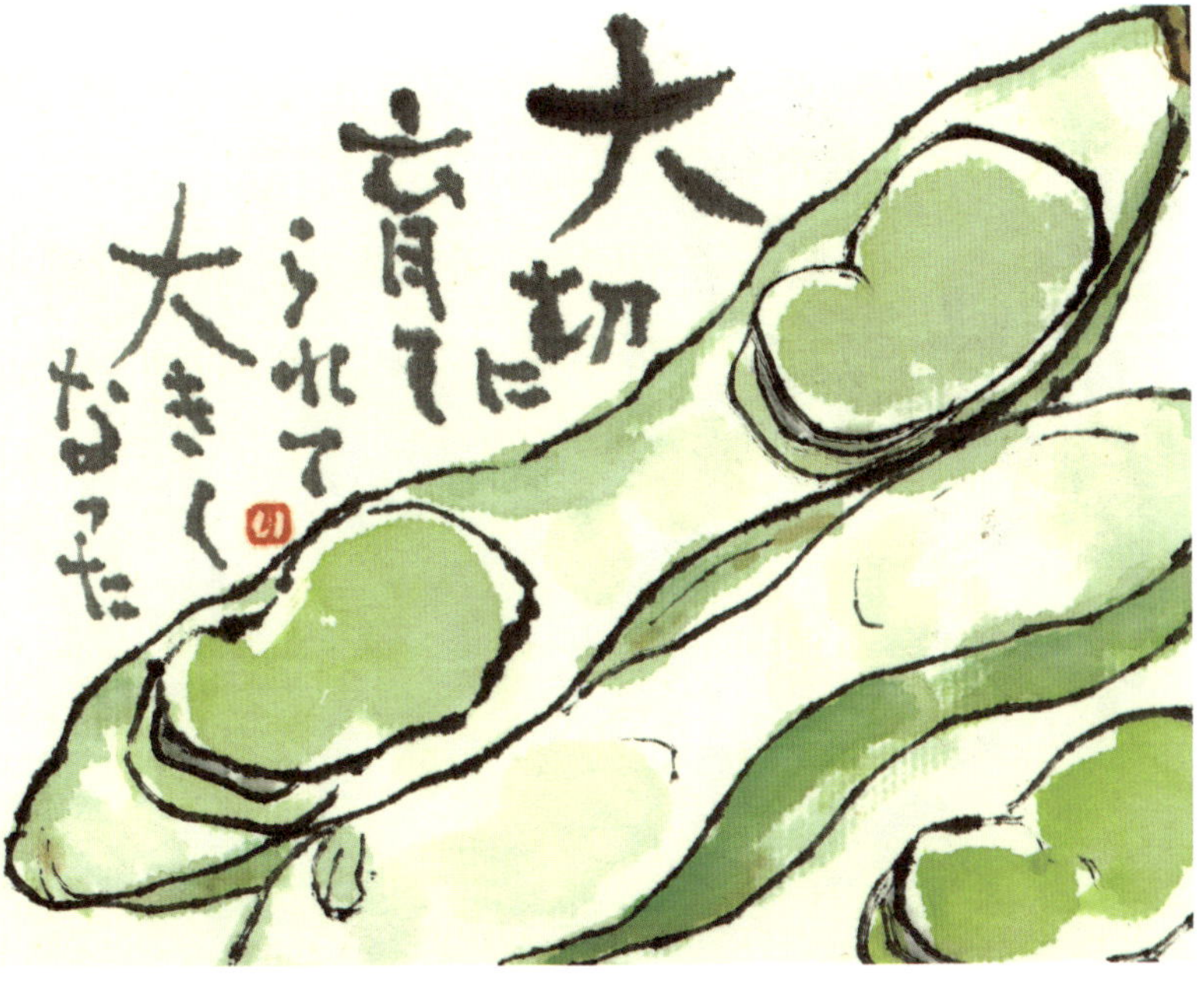

紹介します。**サヤエンドウ**は、エンドウを早取りしたものです。いろいろな品種がありますが、「キヌサヤ」は、すり合わせたときの音が絹ずれの音に似ているから名づけられたそうです。

緑黄色野菜で、カロテンが豊富です。鮮やかな色を生かして、さまざまな料理の付け合わせに用いられます。また、ビタミンB_1、C、カリウム、カルシウム、食物繊維なども含んでいます。

■油でいためた**サヤエンドウ**に、酒、しょうゆ、みりんで味をつけ、削り節をまぶすと簡単な一品になります。

ポリ袋に入れて冷蔵庫で1～2日保存できます。新鮮なうちに塩水でゆで冷凍すれば、3ヵ月近く持ちます。

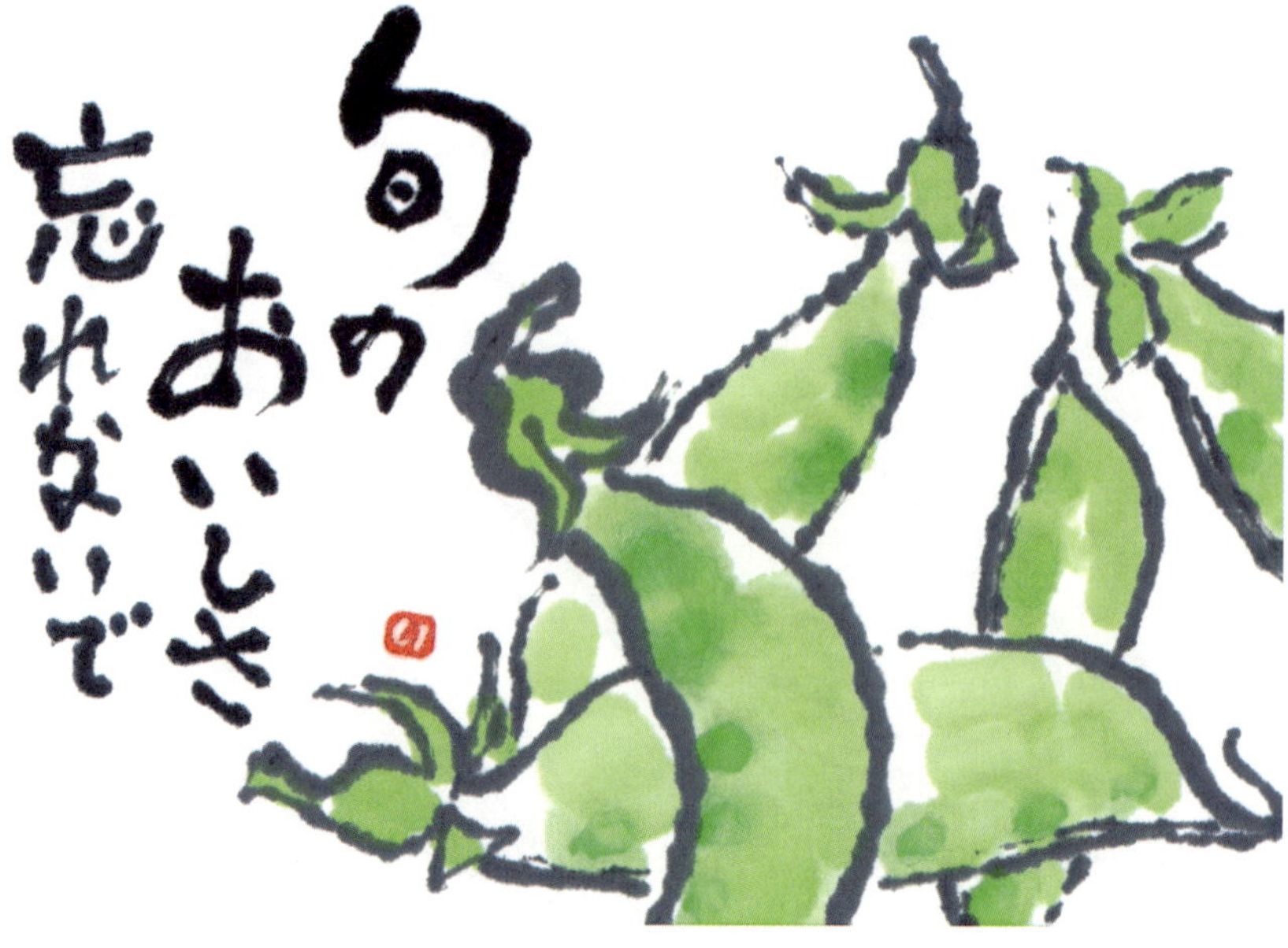

サヤエンドウの卵とじ

●材料（２人分）
サヤエンドウ………… 50グラム
タマネギ……………… 小１個
鶏むね肉……………… 100グラム
卵………………………… ３個
A（だし汁〈昆布とかつお節〉１カップ弱、しょうゆ・みりん各小２、塩小１弱）

（１人分）
エネルギー（kcal）　271
塩分（g）　3.3

●作り方
1、サヤエンドウはすじをとり、タマネギは縦にうす切りし、鶏むね肉は一口大に切る。卵は割りほぐす
2、鍋にＡを入れ、煮立て、鶏肉を入れ、色が変わるまで煮る
3、タマネギ、サヤエンドウを入れ、ふたをして１分蒸すように煮る
4、卵をまわしかけ、固まりかけたらふたをして数秒ほど煮、半熟ほどになったら火を止める
※Ａの代わりにめんつゆをうすめて使っても

ソラマメ●主な栄養成分
たんぱく質 10.9 g/100g、炭水化物 15.5g/100g、カリウム 440 ㎎ /100g、マグネシウム、リン、鉄、亜鉛、銅、マンガン、ビタミン B_1、B_2、B_6、C、食物繊維
エネルギー　20kcal/100g
☆レシチンには、血栓を溶かす、コレステロールの上昇を抑えるなどの働きがある

サヤエンドウ●主な栄養成分
たんぱく質 3.1 g/100g、炭水化物 7.5g/100g、カリウム、カルシウム、マグネシウム、リン、カロテン、ビタミン B_1、ナイアシン、葉酸、ビタミン C60 ㎎ /100g、食物繊維
エネルギー　36kcal/100g
☆必須アミノ酸のリジンを含む

ドクダミ、アシタバ

10以上の病気に効く「十薬」

ドクダミは、身近な山野草です。日本、韓国、中国など東アジアに自生しています。日本では、北海道南部から沖縄県までどこにでも生えています。

花は、5~8月頃に咲きます。葉はハート形で、白い花びらのように見えるのは総苞《そうほう》という葉の一種で、黄色く立ち上がっている部分が花です。

ある日、保育園で5歳のKちゃんが、**ドクダミ**を入れたポリ袋を私の鼻に近づけてきました。「すごいにおいだよ」。Kちゃんの新発見でした。においの素はデカノイルアセトアルデヒドやラウリルアルデヒドという精油で、抗菌作用や抗ウイルス作用があります。乾燥させてお茶にするとにおいの素は飛んでしまい、飲みやすいお茶になります。乾燥させたものは、日本薬局方では「ジュウヤク」と名づけられている医薬品です。10以上のさまざまな病気に効くから「十薬」です。煎《せん》じてのむと「便秘、尿量減少、便秘に伴う吹出物」に効果があるとされています。

中国では、湿疹やおできなど皮膚のさまざまな症状を改善するために漢方薬に入れて用いています。

ベトナムの**ドクダミ**は、日本のものほどにおいはきつくありませんが、生春巻きやサラダに用いられ、魚料理には欠かせません。

中国のある省では葉や茎を野菜として用い、またある省では根を野菜としています。

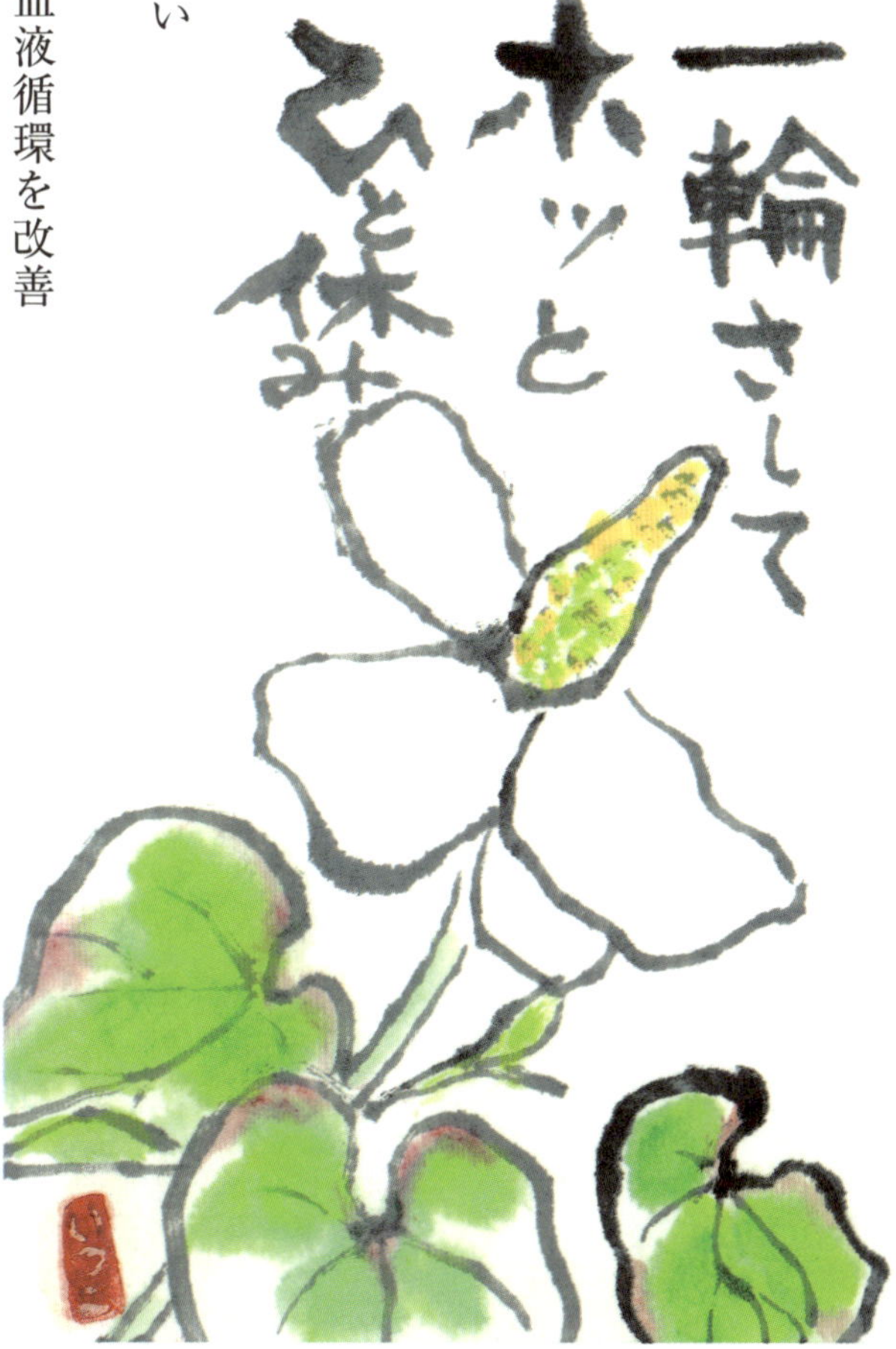

浴剤としても用いられ、血液循環を改善する、湿疹やニキビによい、心身をリラックスさせるなどの効果が知られています。**ドクダミ**には驚くほどの消臭パワーがあります。たくわんをポリ袋に入れたあと、

ドクダミの葉を破ってそえ、さらに新聞紙などでくるむと、においが気になりません。乾燥させた**ドクダミ**は、冷蔵庫やトイレの消臭剤になります。

■生のままてんぷらにすれば、アクぬきの必要がありません。葉と茎は、ゆでてから一晩、水にさらし、においをとりのぞいてから、ゴマあえ、酢みそあえなどにします。

アシタバは、「今日若葉を摘んでも明日にはまた新しい葉が出てくる」という生命力あふれる植物です。

伊豆諸島の式根島を訪れたとき、民宿で**アシタバ**づくしに舌鼓をうちました。

伊豆諸島のほか本州の暖かい海岸、房総半島、三浦半島、紀伊半島などに生えています。八丈島では、「ハチジョウナ」の名前で特産品です。

若い葉を乾燥させた**アシタバ**茶は、古くからお茶にして飲まれてきました。乾燥させた葉に熱湯をそそぐか、1日量20～30グラムを煎《せん》じて飲みます。カロテン、ビタミンB群、C、Eのほか、たくさんのミネラル類が含まれています。

注目されているのは、黄色い汁の中に含まれるフラボノイドの一種のカルコン類です。抗菌や抗酸化作用、腫瘍細胞の増殖抑制効果について研究が進められています。

■おひたし、ゴマあえ、白あえ、シーチキンあえ、ピーナッツバターあえなどにします。ゆでると苦味は消えます。中華風のいため物、かき揚げなどにもむいています。

ドクダミ茶

●作り方

※5～8月ごろ、花のつく時期に、ドクダミの茎を根元で折り、採取する

1、数日かけて陰干しにし、カラカラになったら、手でもんで小さくする

2、缶などに入れて保存する

●飲み方（1人分）

❖やかんで煎じる場合

乾燥させたドクダミ約10～15グラムに対し、水600～1000ミリリットルをやかんに入れて10～30分ほど煮る。茶こしでこして1日で飲む

※煮るときははじめ強火、沸騰直前にごく弱火で

❖急須で入れる場合

乾燥させたドクダミ5グラムを急須に入れ、熱湯を注ぎ、5～10分おいてから茶わんに注ぎ、飲む

ドクダミ●主な薬理成分

☆生：においの素デカノイルアセトアルデヒド、ラウリルアルデヒドなどの精油には、抗菌殺菌作用、消炎作用がある

☆乾燥：フラボン系成分（アゼリン、イソクエルチトリン、クエルチトリン、ピペリンなど）には、利尿、血管強化、血圧調整などの効果がある

アシタバ●主な栄養成分（可食部100gあたり）

ナトリウム、カリウム、カルシウム、鉄、マンガン、ビタミンA（β-カロテン当量5300μg）、ビタミンK、E、B_1、B_2、葉酸、ビタミンC、食物繊維

エネルギー　33kcal/100g

☆ビタミンB_2　0.24㎎/100gと多く、皮膚、爪、毛髪の健康維持に有効

☆特有の色素成分カルコンを含む

緑茶

養生の仙薬、研究盛ん

近所のお茶屋さんに「掛川の深蒸し茶あります」との張り紙がありました。ＮＨＫの番組のなかで、がんの低死亡率で掛川市がトップに紹介されたことがあり、お茶に注目が集まりました。

　チャノキの葉は何千年も前から利用されています。日本で初めてチャノキが栽培されたのは12世紀末。栄西禅師が宋から持ち帰ったといわれます。栄西が書いた『喫茶養生記』には、苦いお茶は心臓の薬、養生の仙薬で、長生きできると書かれています。ここでの茶は抹茶をさしています。

　今のように**緑茶**が庶民の間で飲まれるようになったのは江戸・元禄のころです。それまでは番茶を飲んでいました。そこで番茶の色が〝茶色〟なんですね。

　１９９７年、「**緑茶**でがんが予防できるわけ」という記事がイギリスの科学誌ネイチャーに載って以来、欧米でも緑茶ブームが起こっています。

緑茶には、ビタミンC、Eが豊富で、カロテン、渋み成分であるタンニン、ポリフェノールの一種であるカテキン類のほか、カフェインも含まれます。また、うまみ成分であるテアニンには、リラックス効果も認められています。

さすがに、日本での緑茶の研究は盛んです。

「緑茶を1日2杯以上飲んでいる人は、週に3杯以下しか飲まない人より認知障害の有病率が低い」との調査報告もあります。免疫力を高める、抗菌作用、コレステロールを下げる働きなどについての研究も行われています。マウスの実験では、カフェインによって記憶を作る効率が変わる仕組みがあるなども

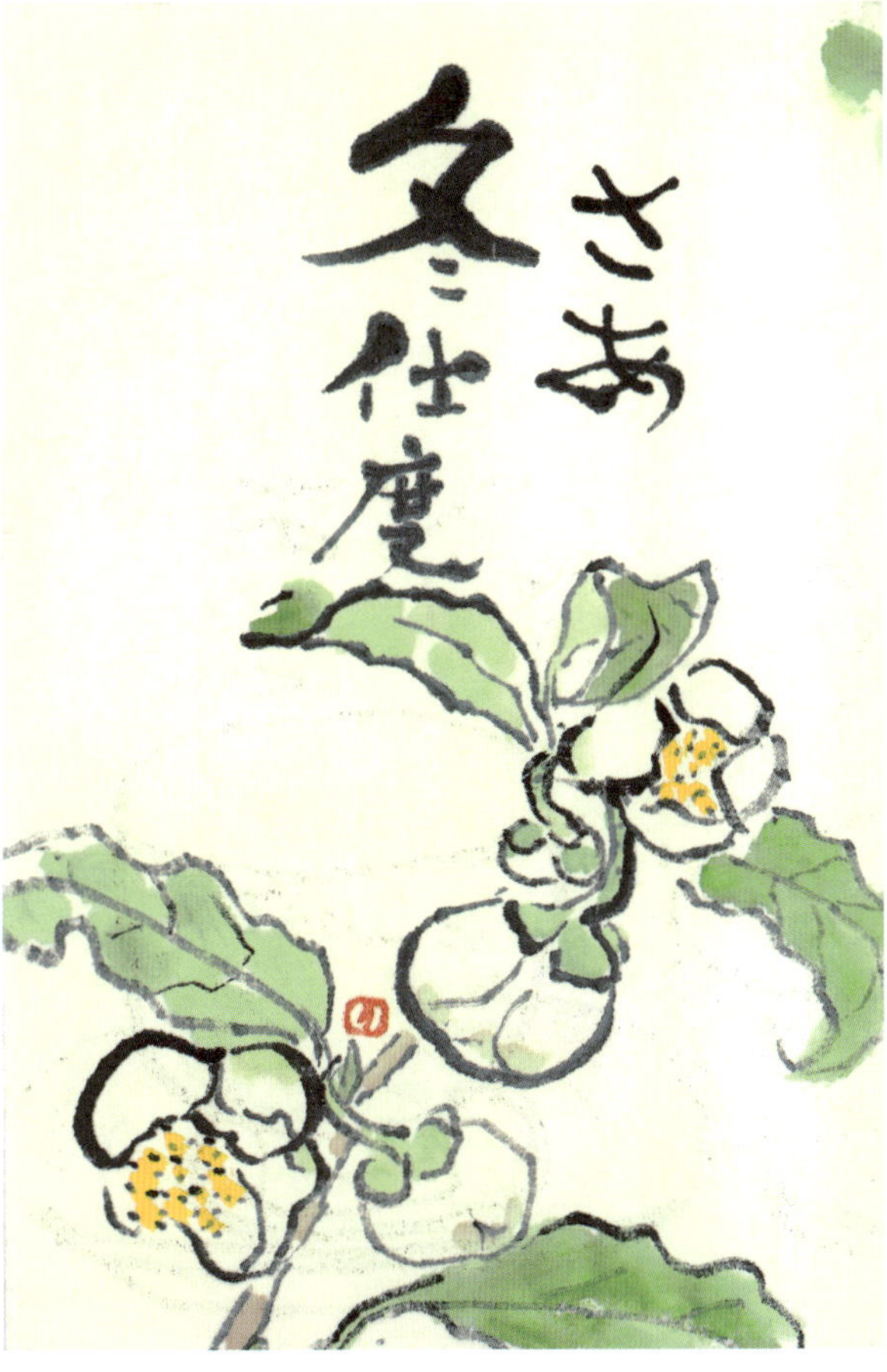

報告されています。

また、「体脂肪が気になる方に」と、茶ポリフェノールや茶カテキンを成分とした特定保健用食品（トクホ）がさかんに宣伝されていますが、若いうちから、〝食後に1杯のお茶〟を飲む習慣をつけるほうが自然のような気がします。

茶飲み話というように、**緑茶**を飲みながら、おしゃべりすることは、認知症予防にもつながるように思いますが、みなさんは、どう思われますか？

茶の新芽は、山菜のようにてんぷらにすると美味です。

茶がらの中にも、食物繊維をはじめとするたくさんの成分が残っていますので、ふりかけなどにして利用したいものです。また、茶がらを煎《せん》じてうがいするのは、風邪の予防の昔ながらの知恵です。

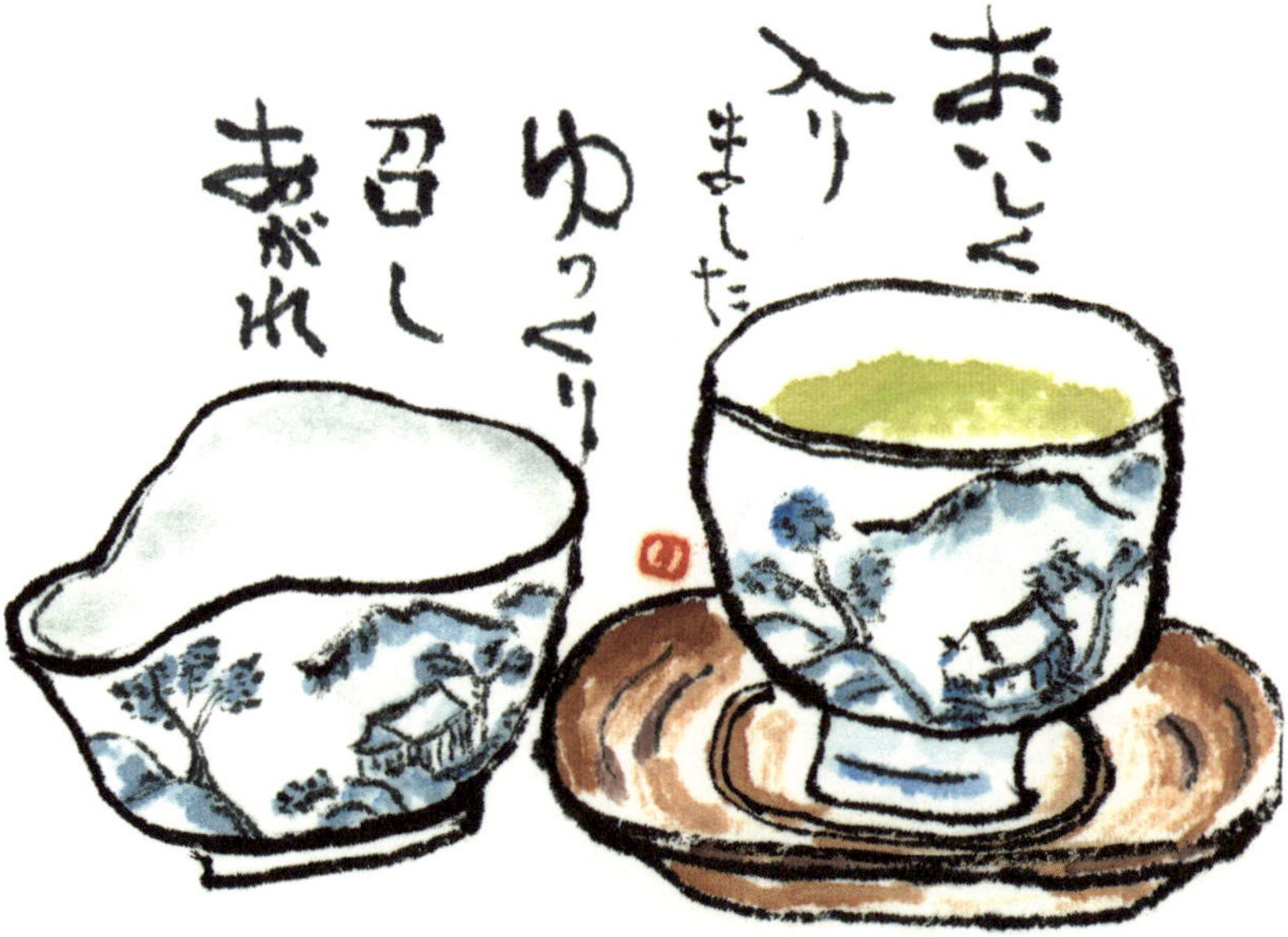

緑茶入りチャーハン

●材料（２人分）

煎茶……………………小さじ１
梅干し……………………… １個
ご飯……………茶わん２杯分
ネギ………………………1/2 本
卵………………………… ２個
油……………大さじ１と 1/2
削り節…… １パック（３グラム）
塩・コショウ・しょうゆ少々

（１人分）
エネルギー（kcal）　422
塩分（g）　2.3

●作り方

1、皿に煎茶をのせ、ぬるま湯小さじ２弱をかけ、しっとりさせ、刻む
2、ネギはみじん切り、梅干しはタネをとり、刻む
3、卵を割りほぐし、フライパンに油大 1/2 をしき、いり卵をつくり、取り出す
4、同じフライパンに油大さじ１を入れ、ネギをいため、ご飯、梅干しを入れていためる
5、さらに1、3を加え、塩・コショウ・しょうゆで味をととのえ、削り節を混ぜる

緑茶（せん茶浸出液）●主な栄養成分

ナトリウム、カリウム、マグネシウム、リン、鉄、マンガン、ビタミン E、B_2、葉酸、ビタミン C、タンニン、カフェイン、テアニン

エネルギー　2 kcal/100g

☆渋味成分はカテキン類で、がん予防効果が期待される
☆うまみ成分はＬ - テアニンで、精神安定作用がある
☆カフェインには、中枢興奮作用がある

ミント、セージ

イライラや花粉症対策にも

ミントといえば、ガムなどのスーっとするさわやかな香り。ユーラシア大陸が原産で、世界には、ペパーミント、スペアミント、クールミントなど数百種あるといわれます。「雨ニモマケズ」など、いまも多くの人々の心をとらえている宮沢賢治もスペアミントを探して岩手の野山を歩いたそうです。

　日本薬局方に載っているのは、ハッカ（薄荷）です。漢方処方に配合され、風邪の初期の発汗や解熱、更年期のイライラ、皮膚のかゆみ、おなかの張りなどに用いられます。また、市販の目薬やうがい薬などには、**ミント**の精油成分であるメントールが配合されているものもあります。1940年ごろ、北海道北見地方では、盛んにハッカの栽培が行われ、世界最大の産地でした。北見市にはその当時の資料を展示する施設があります。

　「ミントガム」は花粉症対策としても効果

的です。「ミントガム」が花粉症によいのは、精油成分のメントールなどがアレルギー症状をやわらげ、かむことで、口腔《こうくう》内の温度が高くなり、鼻の血流を改善するためと考えられています。

また、ペパーミントから精油を抽出したあと捨てられていた葉や茎の中にもミントポリフェノールが残っていて、これを利用したお茶も花粉症に効果があることがわかってきました。

■**ミント**ティーは、さわやかで、すっきりした気分になるハーブティーです。ティーポットや急須などに、茶さじ1、2杯分の乾燥させた**ミント**を入れ、熱湯を注ぎ、5～15分間ふたをしたまま抽出します。沸騰させると精油成分が飛んでしまいます。生の葉は、アイスクリーム、紅茶、かんきつ類などにそえます。また、肉や魚の料理

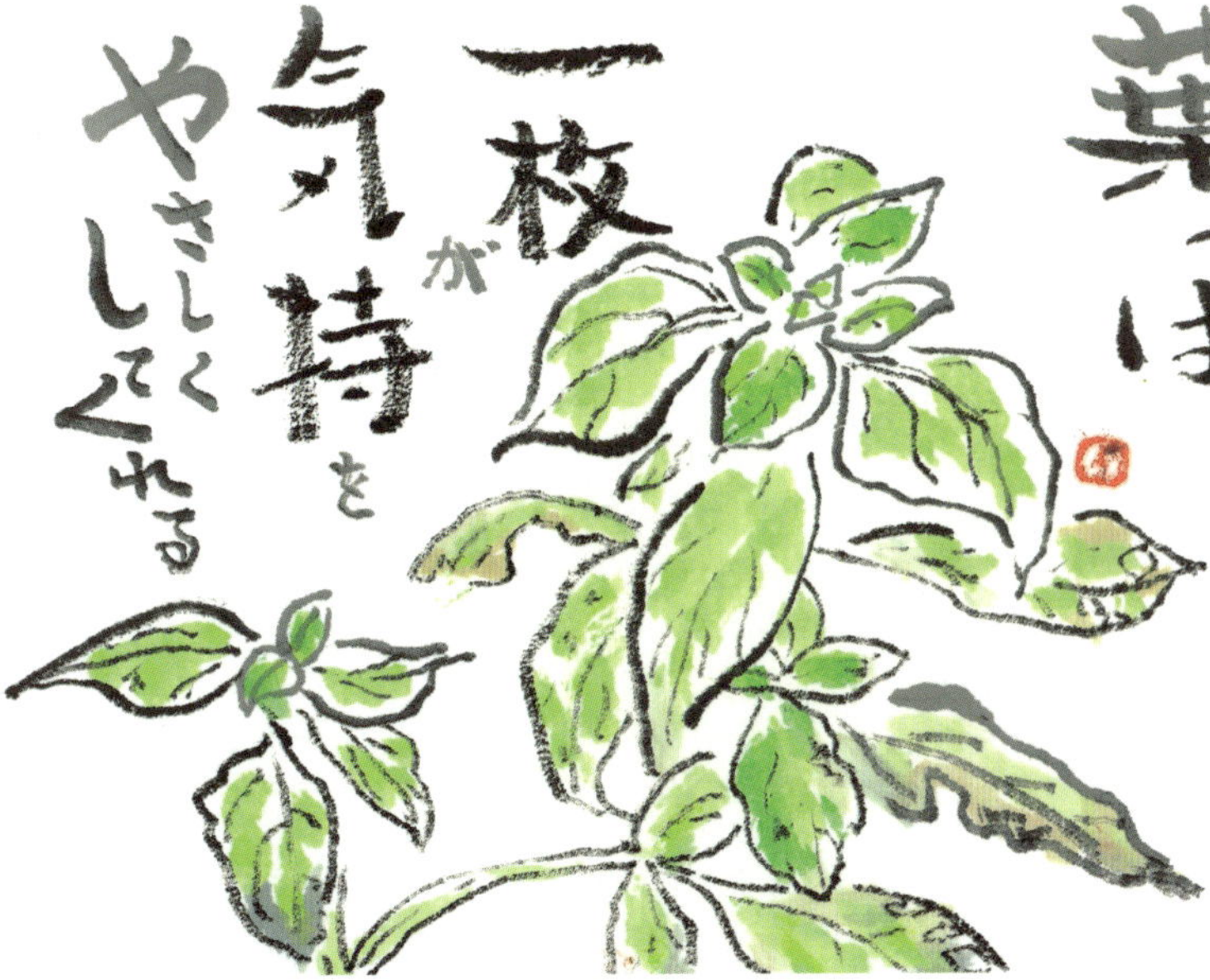

にも合います。

ベトナムでは、甘い香りのカルボンを含むスペアミント系のミントを大量にサラダや生春巻き、あえ物、麺類などに用います。

セージの和名はヤクヨウサルビアです。5～7月ごろ、紫または白の花を咲かせます。7～8月に葉を採取し、陰干しします。レバー、豚、鶏、羊などの肉類に、におい消しとして使われるほか、サバなどの青身魚の料理にも用いられます。

免疫の働きを助けたり、異常発汗を抑えたりすることが知られています。母乳の分泌を減少させるとして、卒乳のときにハーブティーにして飲むこともあります。

普通に食べるのには問題がありませんが、妊娠中や授乳中は、精油、アルコール抽出物、葉の摂取は避けた方がいいでしょう。

ミント●主な薬理成分

ハッカ（薄荷）：精油はモノテルペン類で、l -メントールが主成分。メントールには、平滑筋の緊張を抑え、腹痛などを起きにくくする働きがある。鎮静、殺菌、かゆみを止める働きも

ペパーミント：精油１～２％（メントール、メントン、1- 8シネオール、アセチルメントール、α - ピネン、リモネン、イソメントン等）、タンニン、フラボノイド類等

スペアミント：カルボン（carvone）その他のモノテルペン類。甘い香り。 精油（カリオフィリン、リモネン等）、タンニン、フラボノイド類等

ミントのスパゲティ

●材料（２人分）

スパゲティ…………………… 160グラム
ニンニク……………………… １かけ
アサリ（殻つき）…………… 200グラム
むきエビ（小）……………… ８匹
白ワイン……………………… 大さじ４
ミント葉……………… 30枚くらい
パルメザンチーズ・コショウ・塩
…………………………… 各適量
オリーブ油…………………… 大さじ２

（1人分）
エネルギー（kcal）　477
塩分（g）　2.3

●作り方

1、ミント葉の半量分とニンニクをみじん切り
2、約２リットルに塩大１強を入れたお湯でスパゲティをゆでる
3、フライパンにオリーブ油を入れ、ニンニクをいため、アサリとワインを加え、アサリの口が開きかけたら、むきエビを入れて煮る
4、スパゲティを3に加え、みじん切りしたミントを混ぜ、コショウをふり、ゆで汁を適量加え、塩味をととのえる
5、盛り付け後、パルメザンチーズをかけ、残りのミント葉をのせる

セージ●主な栄養成分（粉末）

炭水化物 66.9g/100g、ナトリウム、カリウム 1600㎎/100g、カルシウム 1500㎎/100g、マグネシウム、リン、鉄、マンガン、カロテン、ビタミン B_2、ナイアシン、

エネルギー　384kcal/100g

☆香り成分は精油で、ツヨン、カンファー、ボルネオール、シネオールなど。防腐、殺菌、強壮作用がある。血液の循環をよくし、精神安定作用もある。乾燥させると香りが強くなる

ズッキーニ、パセリ

低カロリーで食物繊維も

「冬のソナタ」以来、韓国にはまり、歴史の旅などに参加している私ですが、旅のもう一つの楽しみは何といっても食べること。

秋の旅では、プルコギ（韓国風すき焼き）の大鍋を囲みました。朝鮮カボチャ（エホバッ）が、いっぱい入っていました。

ズッキーニを最初に見たときは、ツルンとしたキュウリかと思いました。ところが、朝鮮カボチャも**ズッキーニ**もどちらもペポカボチャに分類され、食感も似ています。このごろは、**ズッキーニ**で韓国料理を楽しむ人たちが増えています。

甘みがあり、クセも少なく、おまけに低カロリー（100グラム14キロカロリー）です。**ズッキーニ**に含まれるカロテンは、身体の中に入ってからビタミンAに変わります。粘膜を丈夫にし、風邪の予防に役立ちます。

ビタミンCには美肌効果があり、豊富な食

物繊維は便通を改善します。

　日本で広く出回るようになったのは最近のことですが、イタリアやフランス料理では、とても人気の食材です。「ラタトゥイユ」（別項）は、南フランスの料理として知られています。**ズッキーニ**がよく用いられます。グラタン、パスタ、カレーなど豊富なアレンジが楽しめるので、多めに作って保存しましょう。

■**ズッキーニ**を5ミリ厚さの輪切りにしてから、小麦粉をまぶし、オリーブ油で焼き、パラパラと塩をかけるだけでも一品できます。

■**パセリ**は、料理のつけ合わせとしてよく用いられます。精油成分が多く、栄養も薬効も格段にすぐれた野菜です。カロテンが豊富なので、扁桃《へんとう》がよく腫れる人や目が疲れ

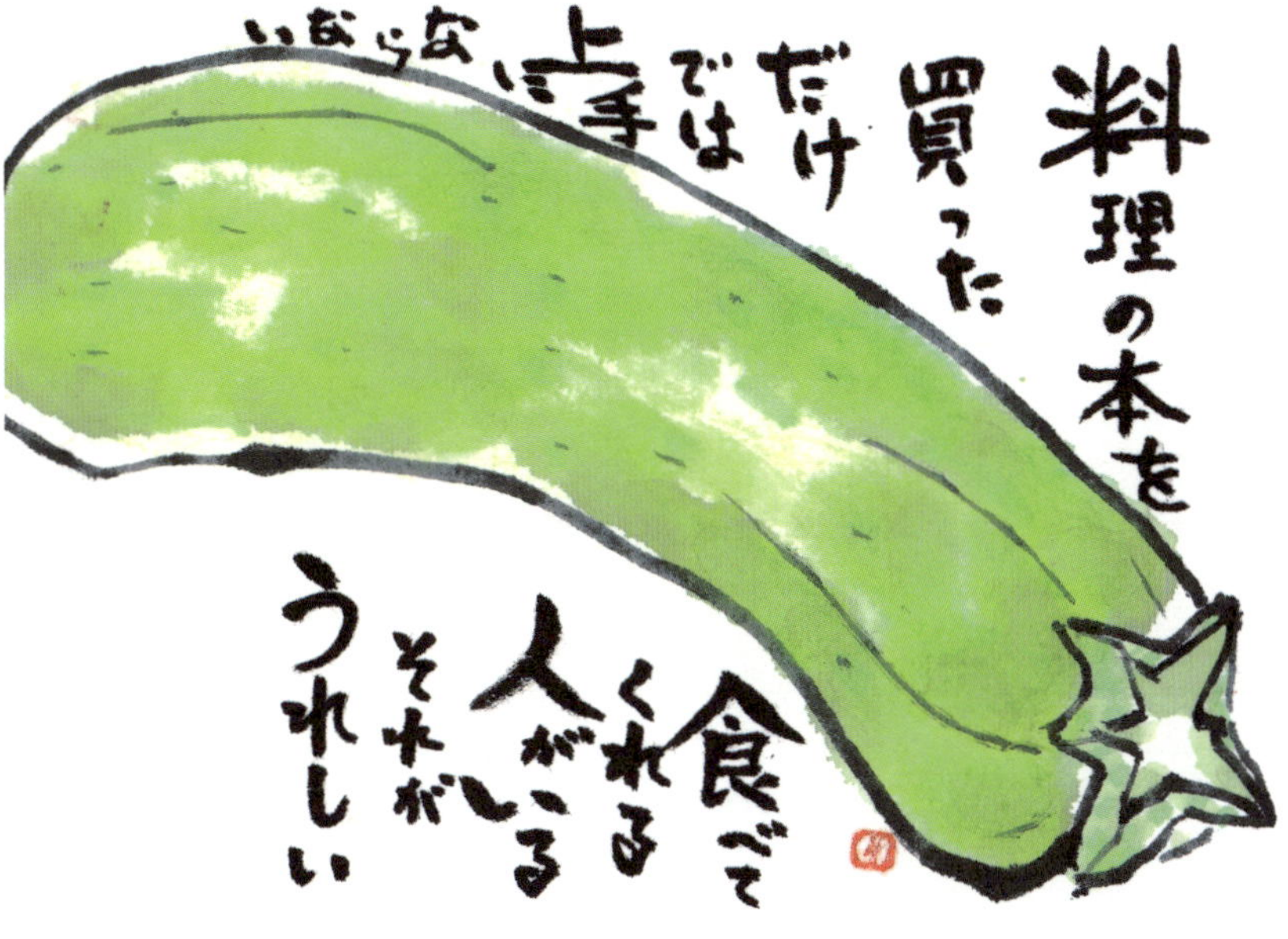
料理の本を
買った
だけ
では
上手にならない
食べて
くれる
人がいる
それが
うれしい

やすい人におすすめです。ビタミンB群、Cも非常に多く、鉄分、カルシウム、カリウムなどのミネラルや食物繊維も豊富です。

とはいっても、つけ合わせやサラダではわずかな量しか食べられません。野菜ジュースに混ぜたり、パスタに加えたりして、たくさん食べたいものです。みじん切りにして揚げ物の衣に混ぜると色もきれいです。スープやすまし汁にするときは、煮すぎないように入れたらすぐ火を止めましょう。ビニール袋に入れて、冷蔵庫で3、4日は保存できます。

パセリを洗い、水気を取り除いた後、ビニール袋に入れて一晩冷凍し、袋をもむと細かく砕けて保存に便利です。プランターを使って自宅で栽培すると、必要なときにすぐ使えて便利ですね。

パセリ●主な栄養成分

カリウム1000㎎/100g、マグネシウム、カルシウム290㎎/100g、鉄、ビタミンA（β-カロテン当量7400μg/100g)、ビタミンK 850μg/100g、ビタミンB_1、B_2、葉酸、ビタミンC、食物繊維

エネルギー　44kcal/100g

☆香り成分はアピオールで、胃液の分泌を促し、食欲を増進させる

ラタトゥイユ

●材料（４人分）

ニンニク……………………２かけ
タマネギ……………………１個
ズッキーニ…………………２本
ナス…………………………３個
ピーマン……………………２個
セロリ………………………１本
パプリカ……………………１個
トマト………………………２個
ローリエ……………………１枚
白ワイン………………… 50ミリリットル
オリーブ油………… 大さじ２
塩………………… 小さじ 1/3

（１人分）
エネルギー（kcal）　131
塩分（g）　0.5

●作り方

1、ニンニクはみじん切り、タマネギは 2センチ幅のくし形に切る
2、ズッキーニは 1センチ幅の半月切り、ナスは縦じまに皮をむき 1センチ幅の半月に切る。ピーマンはタネを除き一口大に、セロリは 1センチ幅の斜め切りにする
3、トマトは湯むき（ヘタをとり、皮に十字の切れ込みを入れ、熱湯で 10 秒煮て、水にとり、皮をむく）して、1センチ角に切る
4、パプリカは強火で網焼きし、真っ黒になったら、水をはったボウルに入れ、皮をむき、タネをとって一口大に切る
5、中華鍋にオリーブ油を入れ、ニンニク、タマネギをこがさないように５分いためる
6、5に2、3を入れ、白ワイン、ローリエ、塩を加え、ふたをして 15 分ほど蒸し煮する
7、6に4を入れ、５分ほど煮、塩で味をととのえる
※バジル、セージなどあれば少量加えると香りがよい

ズッキーニ●主な栄養成分
たんぱく質 1.3g/100g、炭水化物 2.8g/100g、カリウム、カルシウム、マグネシウム、リン、鉄、カロテン、ビタミン B_1、B_2、C、ナイアシン、食物繊維
エネルギー　14kcal/100g
☆油で調理するとβ - カロテンの吸収が高まる

モヤシ、ブロッコリースプラウト

酵素たっぷりの新芽

発芽野菜（スプラウト）とは、野菜、豆、米、麦などの種子を水に浸し、発芽させ、成長させたものです。おなじみの**モヤシ**やカイワレダイコンのほか、**ブロッコリースプラウト**、トウミョウ、アルファルファなどいろいろな種類があります。

室内生産のため、放射能汚染の心配がなく、がん予防にもよいと注目されています。

モヤシには3種類あります。もっとも販売されているのは緑豆を発芽させた「緑豆モヤシ」。関西方面で人気があるのは「黒豆モヤシ」。アズキの仲間、ブラックマッペが原材料で黒大豆のモヤシではありません。大豆を発芽させた「豆モヤシ」は、しっかりした歯ごたえが特徴で、大豆のうま味と風味があり、韓国料理、鍋料理などに用います。

中国の古い薬物書には、大《だい》豆《ず》黄巻《おうけん》という項目があります。これは、大豆から作った

モヤシのことです。乾燥させたものを漢方薬の材料にしました。リウマチや筋肉のけいれん、膝の痛みなどに用いるほか、産後の肥立ちやシミにもよいので産後の婦人薬として多く用いたと書かれています。

どの**モヤシ**も、たくさんの酵素類、ビタミンC、B群、食物繊維、たんぱく質、ミネラルなどを含んでいます。ダイエットや便通の改善、美肌効果などの働きがあります。

■ゆでた**モヤシ**をプレーンヨーグルト、マヨネーズ、砂糖、コショウであえると変わった一品になります。

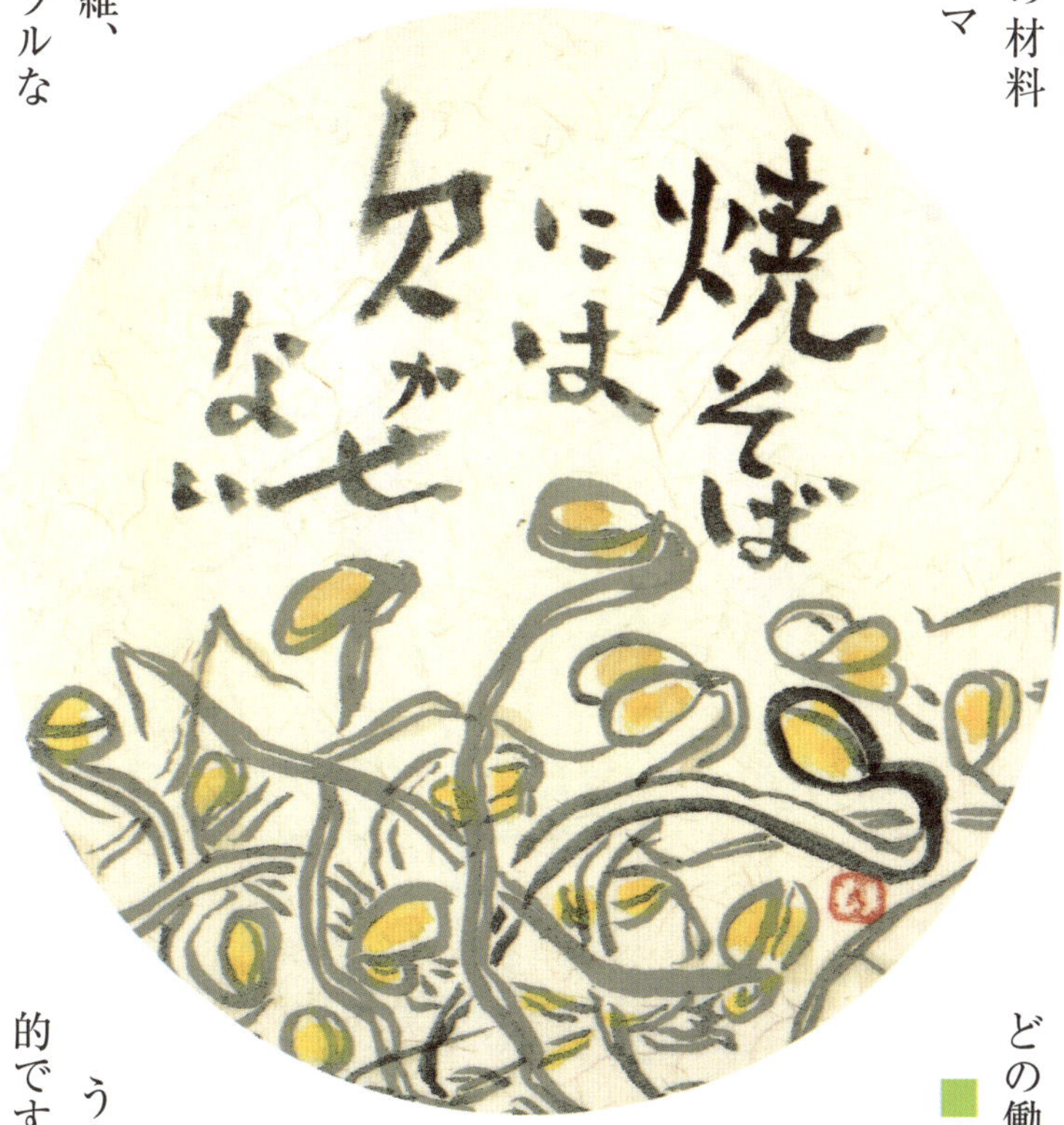

ブロッコリースプラウトは、ブロッコリーの新芽です。カイワレダイコンのような細長い形が特徴的です。

含まれている成分、スル

フォラファンが話題です。アブラナ科に含まれる辛み成分で、イオウを含む化合物です。がん予防やピロリ菌減少に効果があるのではと研究が行われています。発芽後3日あたりが、スルフォラファンの量が特別に多いとされ、「スーパースプラウト」と呼ばれています。加熱せずに使えるので酵素類をまるごと摂取することができます。

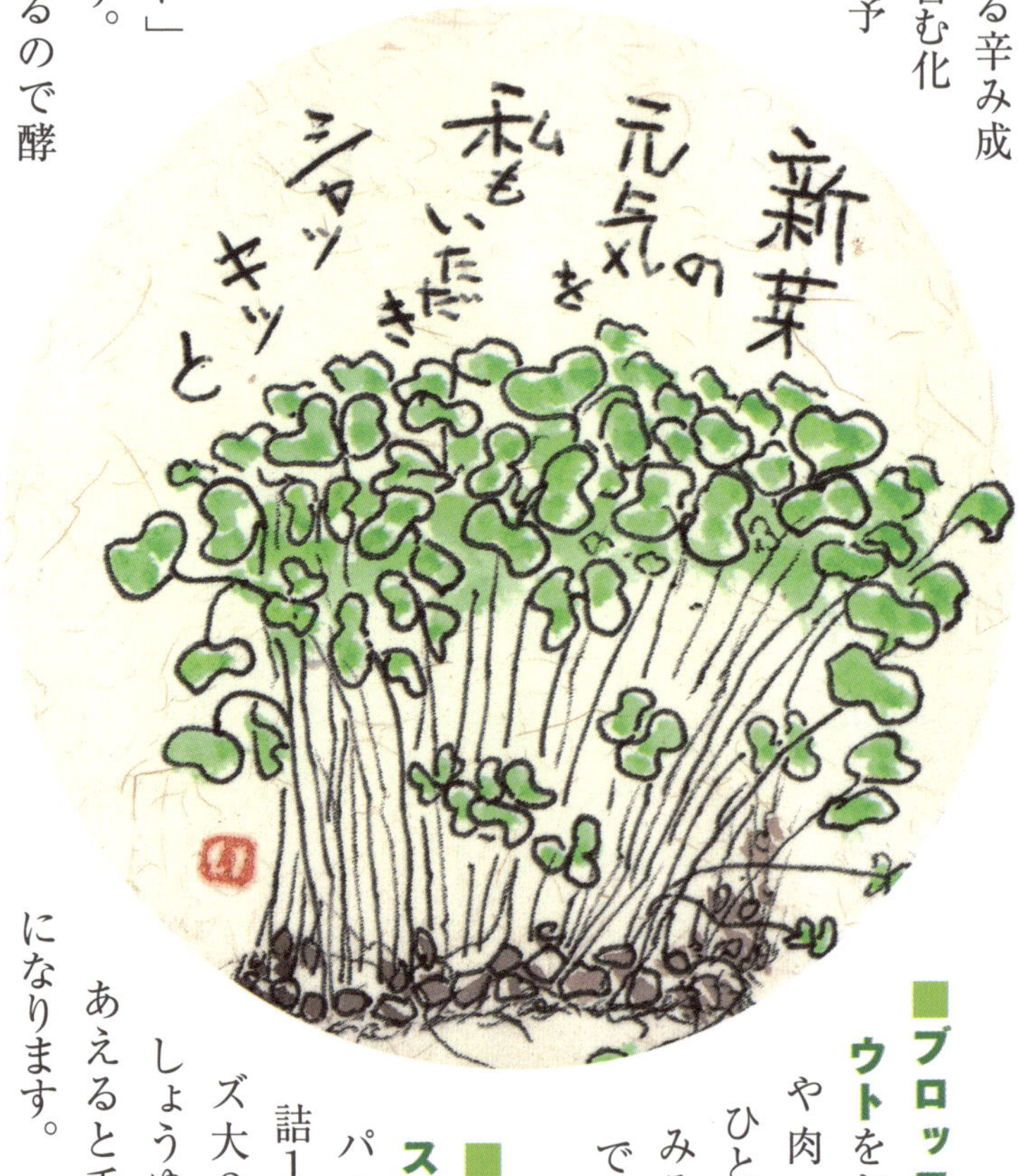

■**ブロッコリースプラウト**をどんぶりものや肉・魚料理に、ひとつまみそえてみるのはいかがでしょう。

■**ブロッコリースプラウト**1パックとツナ缶詰1缶をマヨネーズ大2と、好みでしょうゆや酢を加え、あえると手軽なサラダになります。

三色ナムル

●材料（２人分）

豆モヤシ…………………… １袋
ホウレンソウ………… 1/2 わ
ニンジン……………… 小１本
ゴマ油……………… 小さじ１
しょうゆ…………… 小さじ１
塩………………………… 適量
Ａ（白いりゴマ大２、ゴマ油・酢各小２、豆板醤少々、すりおろしニンニク半かけ分）

（１人分）
エネルギー（kcal）　189
塩分（g）　1.0

●作り方

１、ホウレンソウは、１リットルの水に塩小１を入れた熱湯に根元から先に入れ、１分くらいゆで、水にさらし、４センチ長さに切る。水気を切って、しょうゆをかける
２、ニンジンは皮をむき、せん切り。ゴマ油でいため、塩少々をふる
３、鍋に豆モヤシを入れ、浸るくらいの水を加え、ふたをし、はじめ強火、煮立ったら弱火にし、３分ほど蒸し煮にし、ザルにあげ、よく水気をきる
４、Ａを混ぜて **１**、**２**、**３** をあえる
※豆モヤシの豆が大きい場合はゆで時間を５、６分にする

モヤシ（緑豆モヤシ）●主な栄養成分
カリウム、カルシウム、マグネシウム、鉄、亜鉛、ビタミン B_1、B_2、葉酸、ビタミンＣ、
エネルギー　14kcal/100g
☆アスパラギン酸はコレステロールの生成を抑え、疲労回復の効果も

ビワ

せき、痰《たん》に、果実も葉も

童謡「びわ」には、葉をロバの耳に例える歌詞があります。千年も前の薬物書にも葉の大きさがロバの耳ほどだと表現されています。

いつの時代の人も同じように感じたのだと思うと感慨深いものがあります。

近所の保育園には、大きなビワの木があります。たくさんの実がなるので、園児のおやつになります。果実には、有機酸類、カルシウム、鉄分、カロテンなどが含まれています。古い漢方の本は、実を生で食べると、せきや痰《たん》の薬になると書いています。

■ビワのソーダゼリーの作り方をご紹介しましょう。

粉ゼラチン5グラムを大さじ3の水に振り入れて4分ふやかします。電子レンジ（600ワット）で20秒加熱し、ゼラチンを溶かします。ボウルに加糖の炭酸水（サイダー）250ミリリットルを入れ、溶けたゼラチンを加えて混ぜ、皮とタネを除いた5個分の実を切って入れ、冷蔵庫で固めます。

ビワのコンポート（別項）は、シロップやワインで煮込んだもの。酸味が多く、甘みの少ないもののほうがおいしくできあがります。

ビワの葉には、サポニン、ビタミンB_1、タンニン、有機酸、せきに効くアミグダリンが含まれています。日本薬局方では「ビワヨウ（枇杷葉）」と呼び、消炎、利尿、鎮吐、排膿の働きがあるといいます。

■葉のお茶には、疲労回復やむくみを除く働きがあり、昔から夏バテ防止に用いられてきました。

大寒の日に摘んだ葉が生命力があると伝えられていますが果実を食べ終わったころでも大丈夫です。新芽ではなく、かつあまり古くない葉をとり、ブラシや布で葉の裏の綿毛を除き、日光で乾燥、または陰干しし、手でもんで細かくします。水1リットルに大さじ1〜2杯の**ビワ**の葉をやかんに入れ、火にかけ、沸騰後、とろ火で7、8分ほど煮出すか、急

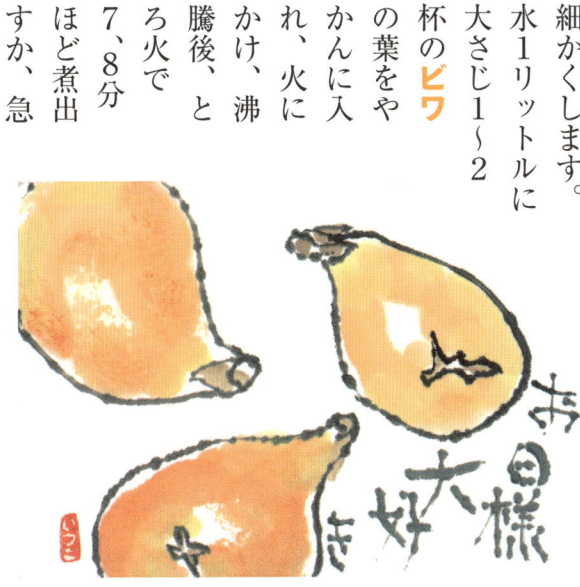

須に大さじ1の葉を入れ、熱湯を注いで飲みます。

葉は、あせもにも効果があります。葉を煎《せん》じた液でタオルをしぼり、湿布するように身体をふきます。布袋に綿毛を除いた葉を10枚ほど入れ、お風呂に入れる方法もあります。

ビワの葉で作ったマットを愛用している友人がいます。日本手ぬぐいやゆかたの生地で袋を作ります。中に生の葉をつめて袋をとじ、腰痛や肩こりの患部に当てます。一緒に旅行した友人が肩甲骨の内側あたりにこのマットを置いて寝たら、せきがピタッと止まって驚きました。今ではマイブームです。

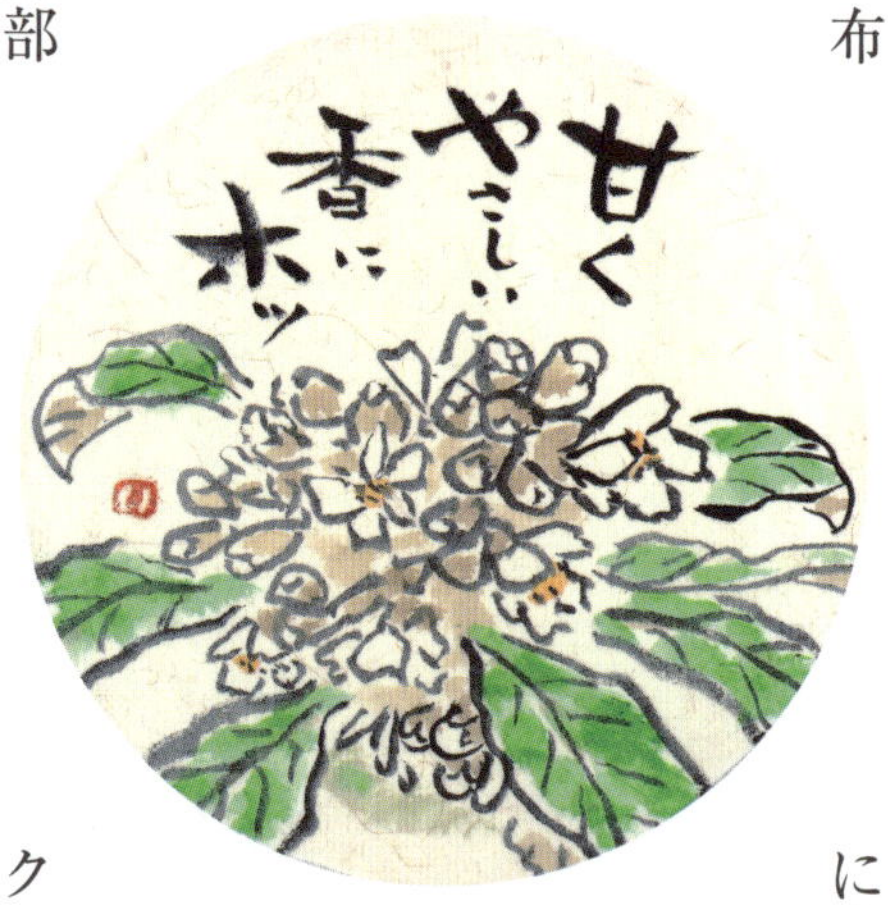

ビワのタネの焼酎漬けの作り方です。ビワの種２００グラムと焼酎５００ミリリットルを用意します。ビワのタネはよく洗い、水分をふき取ってから新聞紙などに広げ、風通しのよい日陰で皮をパリパリに乾燥させ、カッターでうす皮までむきます。タネを密封容器に入れ、焼酎を注ぎ、冷暗所に1〜2年保存し、色が濃くなったら使用します。せきや痰《たん》には、エキスを水で2〜3倍にうすめ、うがいしたあとゴックンと飲みます。腰痛・肩こりなどには、エキスを水で2〜3倍にうすめ、タオルやガーゼなどに浸して湿布します。アルコールに過敏なかたは使用できません。

ビワのコンポート

●材料

ビワ……………… 10個
白ワイン……… 200ミリリットル
グラニュー糖… 大さじ3
水……………… 200ミリリットル
レモン汁…… 大さじ1/2
ハチミツ……… 大さじ1

（ビワ1個あたり）
エネルギー（kcal）　49
塩分（g）　0

●作り方

1、ビワは2つになるように包丁を入れる。皮をむき、タネをのぞき、スプーンでタネと実の間のうす皮をはがす
2、ほうろう鍋（または耐熱性ガラス鍋）に白ワイン、グラニュー糖、水を入れ、火にかけてひと煮立ちさせる
3、2にビワを入れ、中火で5分間煮る
4、3にレモン汁を加えひと煮立ちさせ、ハチミツを加え、よく混ぜたら火を止める
5、保存容器に入れ、冷蔵庫で1日以上冷やし、味をなじませる
※ヨーグルトや杏仁豆腐に入れたり、ビワゼリーにするとよい

ビワ●主な栄養成分
カリウム、カルシウム、マグネシウム、亜鉛、マンガン、ビタミンA（β-カロテン当量810μg/100g）、ビタミンB_1、B_2、B_6、食物繊維
エネルギー　40kcal/100g
☆クロロゲン酸というポリフェノールの1種には、がん予防効果が期待されている

レ

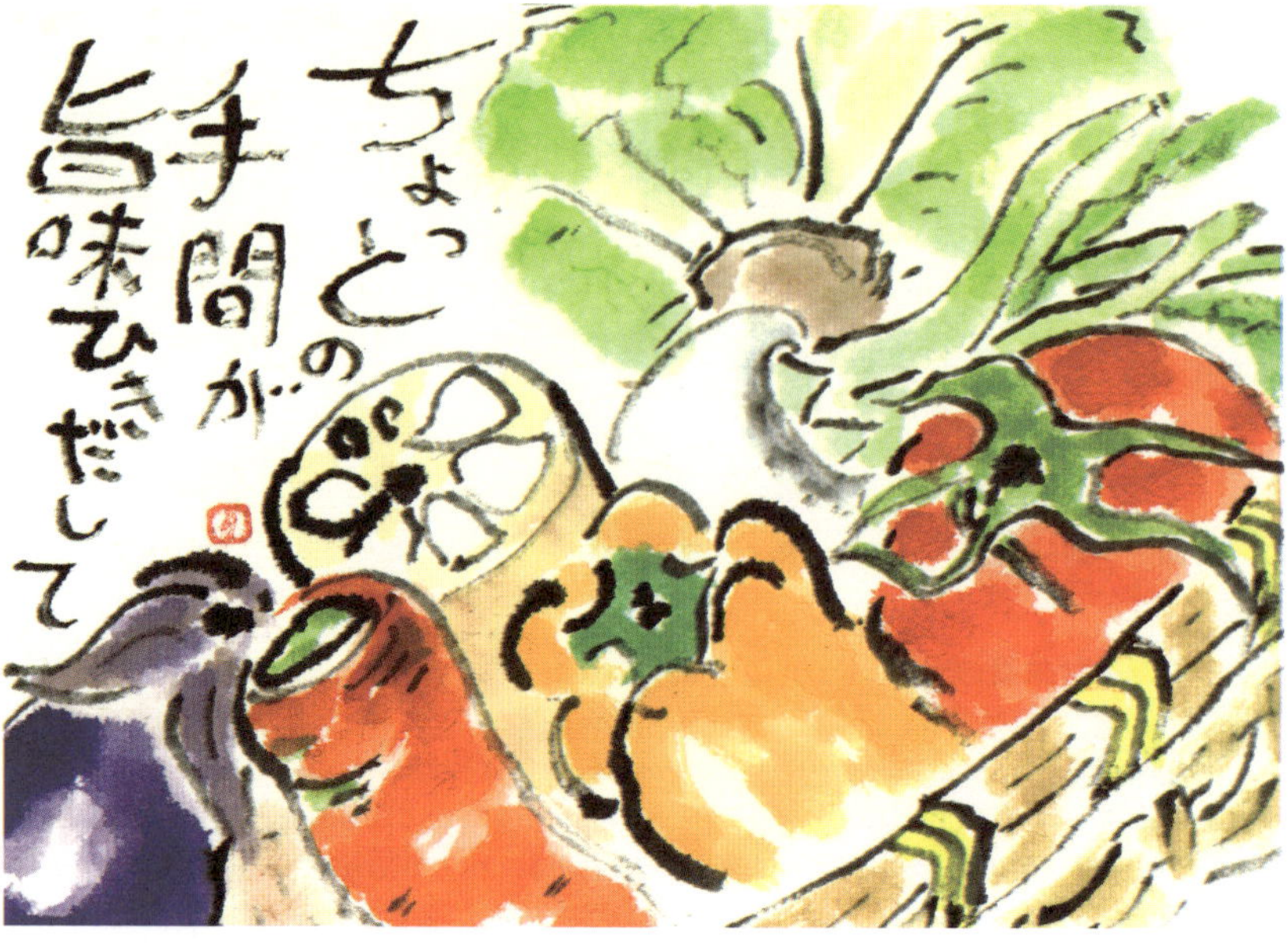

索 引

ス

セ

ソ

タ

ツ

ト

ナ

ニ

索　引

■ 参考文献

ウォーカー著　樫尾太郎訳『生野菜汁療法』実日新書
王燾『外台秘要』人民衛生出版社
大塚敬節『漢方と民間薬百科』主婦の友社
ゲルハルト　マダウス著 長沢元夫訳『ドイツの植物療法』出版科学総合研究所
江蘇新医学院編『中薬大辞典』上海科学技術出版
実教出版編修部編『オールガイド食品成分表 2013』実教出版株式会社
白鳥早奈英・栃木利隆監修『もっとからだにおいしい野菜の便利帳』高橋書店
ジーン・カーパー著　丸元淑生訳『食べるクスリ』飛鳥新社
ジーン・カーパー著　丸元淑生訳『食事で治す本』飛鳥新社
ジーン・カーパー著　丸元淑生訳『食べるクスリ・３』飛鳥新社
正食協会『身近かな食物による手当て法』正食出版
孫思邈『医心方』人民衛生出版社
日本薬局方解説書編集委員会編『第十五改正　日本薬局方解説書』廣川書店
築田多吉『家庭に於ける実際的看護の秘訣』研数広文館
長沢元夫『漢方薬物学入門』長城書店
橋本紀代子『食べものはくすり』本の泉社
原島広至『生薬単』株式会社エヌ・ティー・エス
北京中医学院ほか編著『中薬志』人民衛生出版社
丸元淑生『何を食べるべきか』講談社
吉田企世子監修『旬の野菜の栄養事典　改訂版』株式会社エクスナレッジ
李時珍『本草綱目』人民衛生出版社ほか

■ 著者紹介

橋本 紀代子（はしもと・きよこ）

資格：薬剤師、あん摩マッサージ指圧師

現職：治療院（開業）、薬局勤務（漢方相談）、保育園理事

1949年宮城県に生まれる。東北薬科大学卒業、東京医療福祉専門学校卒業。

1972年より漢方を学ぶ。1990年より山西みな子助産師に師事。

受賞：イスクラ奨励賞受賞

論文等

・「小柴胡湯による間質性肺炎」報道について
・漢方薬による間質性腎炎をめぐる問題について――アリストロキア属による副作用から（共著）
・リンコマイシン投与患者における偽膜性腸炎と下痢症状例の検討（共著）
・再煎の目的について（共著）
・前立腺肥大症の漢方治療・八味地黄丸（共著）
・柴胡桂枝湯・柴胡桂枝湯加芍薬の処方について――てんかん治療を中心に――
・加味逍遙散の処方解説
・枳実
・イチョウについて（共著）など

著書：『食べものはくすり』本の泉社

◆ カロリー・塩分計算　管理栄養士　滝口 順子
◆ カバー・本文　絵手紙　藤田 イツ子
◆ 題字　加藤 建亜

野《や》菜《さい》の力《ちから》

2013年9月4日　初版第1刷発行
2016年8月13日　初版第2刷発行

著　者●橋本《はしもと》 紀《き》代《よ》子《こ》
発行者●比留川 洋
発行所●株式会社 本の泉社
〒113-0033　東京都文京区本郷2-25-6
TEL：03-5800-8494
FAX：03-5800-5353
http://www.honnoizumi.co.jp
印刷・製本●音羽印刷株式会社

ISBN978-4-7807-1102-8 C2077
定価はカバーに表示してあります。
落丁・乱丁本はお取り替えいたします。

食べものはくすり

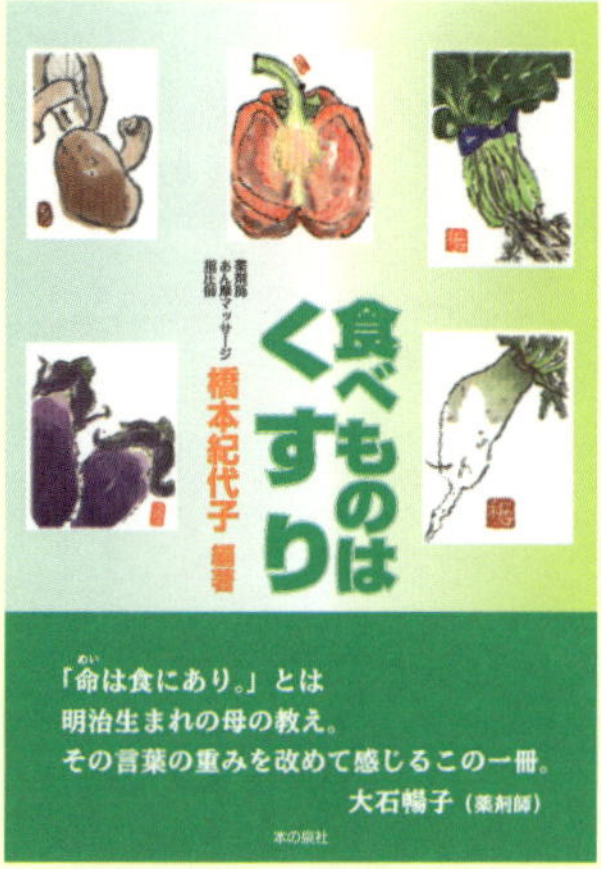
食べものはくすり
橋本紀代子 編著
「命《めい》は食にあり。」とは
明治生まれの母の教え。
その言葉の重みを改めて感じるこの一冊。
大石暢子（薬剤師）
本の泉社

本書の構成は次のとおりです。

まず「ぷろろーぐ」ではわが家の体験をもとにジュース療法について書き起こし、漢方とは何か？　食べものとの関係について知っていただきます。

以下、病気・症状別におすすめの野菜やくだものについて書きました。また、野菜やくだもの、海藻・薬草・魚介類などを素材別にあげ、どのような薬効があるかを中心に書き、子育てに大切な母乳のことにもふれました。

最後に、今流行の「健康食品」・サプリメントをどう考えるか、食品と医療品の食べ合わせの問題、何かと心配な油脂についても述べました。

「はじめに」より

橋本 紀代子 著

定価：1429円（＋税）　A 5判並製

264頁　ISBN4-88023-916-X

決定版　わが家の常備菜・保存食　考えたい備えたい非常食

16人の管理栄養士・栄養士がつくった

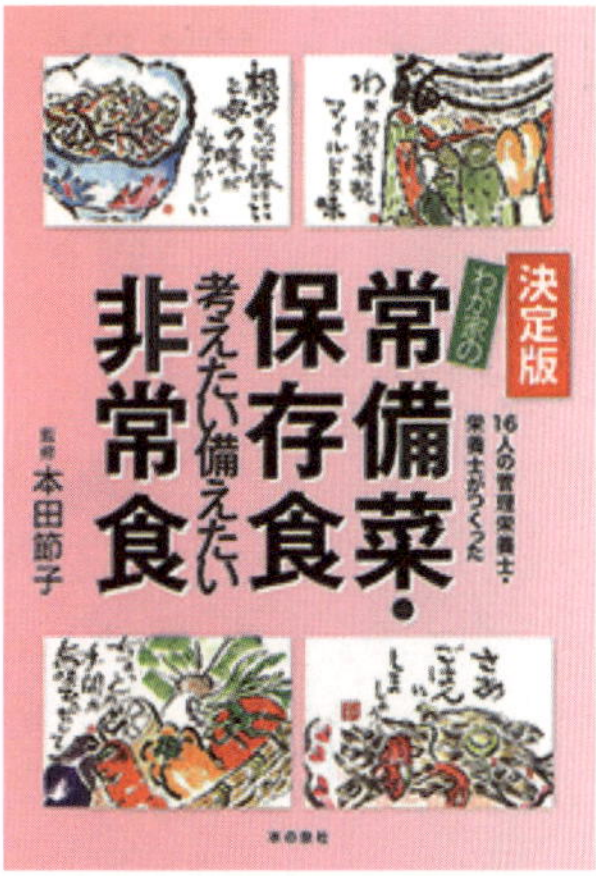

監修 本田 節子

定価：1600円（＋税）　A 5判並製

288頁　ISBN978-4-7807-1103-5

決定版発売。
さらに内容が充実！
一家に一冊の
オススメ本です。

本の泉社　〒113-0033　東京都文京区本郷2-25-6　http://www.honnoizumi.co.jp
TEL.03-5800-8494　FAX.03-5800-5353